生命倫理学とは何か

入門から最先端へ

アラステア・V・キャンベル［著］
山本圭一郎・中澤栄輔・瀧本禎之・赤林朗［訳］

Alastair V. Campbell
BIOETHICS
The Basics

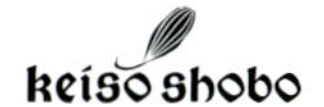

BIOETHICS: The Basics
by Alastair V. Campbell

Authorised translation from English language edition published
by Routledge, a member of the Taylor & Francis Group.
Japanese translation published by arrangement with
Taylor & Francis Group through The English Agency (Japan) Ltd.

日本語版への序文

本書の日本語版への序文を書くことには格別の喜びがある。わたしはこれまで日本の生命倫理学研究に最大の敬意を払ってきた。実を言うと、わたしの処女作は40年ほど前に日本語に翻訳され、『医の倫理——医師・看護婦のジレンマ』（羽白清・羽白多恵子訳、紀伊國屋書店、1978年）として出版された。それ以来、医療における倫理的な問題はいくつかの点で様変わりし、より複雑になっていったが、その基本的な問題は今も昔も変わっていない。たとえば、経済的な利益や職業上の関心のためにではなく、本当に患者のために役立つ医療制度をどうやって作ればよいのだろうか？　患者へのインフォームド・コンセントが行われることを確実にするにはどうしたらよいのだろうか？　また、（ビッグデータを活用する現代ではとりわけ重要となるように）患者のプライバシーや秘密をどうやって保護したらよいのだろうか？　さらに言えば、高齢化が進み医療需要がますます高くなっている中で、正義に適った平等な仕方でケアが提供されることを確実にするにはどうしたらよいのだろうか？　その一方で、生命倫理学は新しい大問題にも取り組んでいる。たとえば、地球温暖化が容赦なく進んでいるように思われる時代において、健康な生活を送るための基盤である自然環境そのものが破壊されるのをどうやって阻止したらよいのだろうか？

わたしは本書を書き進めるにあたって、生命倫理学に影響を及ぼしているさまざまな道徳理論——なかでも帰結主義、義務論、徳倫理学——に関して偏りなくバランスの取れた説明を行うよう心がけた。しかし、わたしたちはこの説明で立ち止まらずにもっと歩みを進め、わたしたちの道徳判断を左右するさまざまな影響をも理解しなければならない。倫理は文化的影響のないところで実践されるわけではない。そこでわたしは、異なる文化における道徳的意思決定を左右しうる宗教や他の世界観の影響について説明しようと試みた。わたしが本書で採ったアプローチはアジア圏の大学教授として過ごした10年間の経験から、またとりわけ東京大学で生命・医療倫理学の国際ネットワーク構想（GABEX：Global Alliance of Biomedical Ethics Centers）を進めている赤林朗教授との交流から影響を受けている。

本書はラウトレッジ出版社の「ベーシック」シリーズの一冊として世に出た。このシリーズの目的は、さまざまな分野の学術的なトピックを、一般の読者にわかりやすく紹介することにある。このため本書を執筆するにあたっては、専門用語をできる限り使わずにかみ砕いた説明を行いながら、それでいて主要な議論や道徳的ジレンマを簡略化し過ぎないように気をつけた。他の学問分野と同様に、学問としての生命倫理学がその真価を発揮するのは、それが象牙の塔から離れ、わたしたちの共通の人間性をより深く理解し高めうる方法について見識を与える場合である。多くの日本の読者に本書の日本語版を紐解いていただきたい。とりわけ高校生や大学生に手にとってもらうことを願っている。なぜなら、わたしたち全員の将来を左右するような重要な決断を下す立場にやがてなるのは、彼ら若い世代の人たちだからである。

アラステア・V・キャンベル
シンガポール国立大学医療倫理学分野教授
同大学生命医学倫理センター長
2016年3月

まえがき

自分が専門とする学問の「入門書」を書くことは、難題ではあるが新鮮でもある。それが難題であるのは、そこで扱われる問題を歪曲したり単純化したりすることなく、複雑なその分野をわかりやすく説明しなければならないからである。「象牙の塔」の学者ならば、一生に一度はこの難題に取り組んでみるべきである。と同時に、入門書を書くことは新鮮な経験でもあり、実際わたしは（大抵の場合）楽しむことができた。参照文献をいちいち挙げたり、重箱の隅を楊枝でほじくるような学者の批判を常に心配したりすることなく文章を綴ることができるというのは、形式ばらずにのびのびと書く自由を感じさせてくれるようだ。本書は、生命倫理学について知らない人、その中でも本書で扱われるような倫理的な問題に頭を抱えている人のために書かれた。本書がそうした読者の役に立てば幸いである。

本書の執筆にあたっては、何人かの同僚が力を貸してくれた。彼らは文献検索を手伝ってくれたり、わたしが手に余ると感じていた章の内容について詳細なコメントをくれたりした。とりわけ、わたしが精通していない宗教や文化の視点をまとめるときに助け船を出してくれたのは、Alireza Bagheri, Nancy Berlinger, Subrata Chattopadhyay, Soraj Hongladarom, Paul Ulhas Macneill, Voo Teck Chuan たちである。この場を借りて御礼を申し上げたい（もちろん本書に間違いが残っているとすれば、それはすべてわたしの責任である）。さらに、Donald Hill は本書の文体と哲学的側面について、また Gerard Porter は国際研究の倫理について詳細なコメントを提供してくれた。Lisbeth Nielsen と Leo de Castro は研究倫理とリサーチ・インテグリティ（研究者としての誠実さ）に関する文献を探すのを助けてくれた。また Jacqueline Chin も、フェミニズムの文献を調べるための計画を立てるのを助けてくれた。

次に、わたしが所属するシンガポール国立大学生命医学倫理センターの研究員であるSyahirah A. Karimに深く感謝の意を表したい。彼女は時間を惜しまず（また嫌な顔ひとつせず）本書のために調べ物をしてくれただけでなく、本書の各章を出版できるレベルになるまで整えてくれた。彼女の高い能力と献身的な助力がなければ、本書は完成しなかっただろう。

最後に、本書を執筆することは家族の問題でもあった。わたしの息子の１人は哲学者、もう１人は救急救命士であり、また妻は弁護士であるので、事例や関連する文献を教えてくれることなども含めて、家族からの理解と支援を十二分に受けた。家族が一丸となって支援してくれたからこそ、本書に取り組むことはとてもやりがいのある経験となった。

アラステア・V・キャンベル
シンガポール国立大学医療倫理学分野教授
同大学生命医学倫理センター長
2012年9月

生命倫理学とは何か

入門から最先端へ

目　次

凡　例

・本書は Alastair V. Campbell, *Bioethics: the Basics*, Routledge, 2013 の全訳である。
・原書では節に番号が付されていないが、読みやすさを考えて節番号を加えた。
・脚注はすべて訳者による訳注である。
・原書における強調のためのイタリックは、傍点で示した。
・引用文については、邦訳のあるものはそれを参照しつつ、独自に訳出した。ただし、日本医師会による定訳のある「ジュネーヴ宣言」などについては、定訳を採用した。
・原書の明らかな誤りについては、それと明記せずに修正した。

第1章

生命倫理学とは何か？

1　生命倫理学って何？

医療は他のビジネスと変わらないのだろうか、それとも医療の専門家はビジネスマンよりも高い基準の倫理をもつべきなのだろうか。人が何百年も生きることができるような長寿の薬を作るべきなのだろうか。親は生まれてくる自分たちの子どもを科学の力で望むようにデザインしてもよいのだろうか。どんなに費用がかかるとしても、社会の人々全員が医療への平等な権利をもつべきなのだろうか。人工妊娠中絶は嬰児殺しと同等なのだろうか。部分的に人間、部分的に他の動物であるようなキメラを作り出してもよいのだろうか。車やスマートフォンを買ったり売ったりするように、腎臓のような自分の身体の一部を売っても問題はないのだろうか。政府は国民が健康的なライフスタイルを守るように強制すべきなのだろうか。慈悲殺は合法化されるべきなのだろうか。わたしたちがこのまま自然資源を浪費し、数年で環境を完全に破壊しかねないとしても問題はないのだろうか。

生命倫理学が提起し議論しているのはこうした類の問題である。読み進めてもらえばわかるが、生命倫理学は医師や他の医療者たちの道徳性をめぐる問題から始まった。しかし、生命倫理学は、科学技術が人の生を一変させてしまう無数の可能性を生むにつれて、人の健康と厚生に関係するさまざまな倫理的問題を扱うようになった。字義通りに言えば、「生命倫理学」とは「生命の倫理学」を意味するが、ここでは限定的に、医療や生物医学が人間の福利に影響をおよぼしうる――良くするにせよ悪くするにせよ――ような領域を意味するものとして使用しよう。

2 歴　史

ある視点から見れば、生命倫理学のトピックにはかなり長い歴史をもつものがある。医師は患者をどのように扱えばよいのかという問題は、倫理的な規範を定めた古代ギリシアの「ヒポクラテスの誓い」や古代インドの医学書『チャラカ本集』のような倫理綱領にまで遡る。そして、19世紀から20世紀初頭にかけて生物科学が急速に発達するにつれて、人類の発展可能性や科学と宗教が衝突する恐れをめぐる新しい問題が出てきた。しかし、現代の生命倫理学が成立し急速な発展を遂げたのは、第二次世界大戦以後であった。

人間モルモット

現代の生命倫理学の出発点として、第二次世界大戦終結後の1945年から1949年にかけて行われた、ナチス・ドイツ戦犯を裁いたニュルンベルク裁判を挙げることができるだろう。この裁判では、身の毛がよだつほどの人道に反する犯罪の数々が明らかにされた。その多くは医師が関与して強制収容所に送り込まれた人々を対象に行われた、人の命を何とも思わない残忍非道な人体実験であった。（かなり後になって、旧日本軍の軍医が中国人捕虜を対象にして同じような恐ろしい実験を行っていたことがわかったが（Nie et al., 2008）、アメリカ政府はその実験結果を手に入れる見返りとしてその事実を隠蔽していた（Harris, 1994）。）生命倫理学の発展の第一段階は、恐ろしい人体実験が明らかとなったニュルンベルク裁判から始まる。1947年に出されたニュルンベルク綱領（Office of History, 1947）は、医学実験参加者を保護するための基本原則を定めた。なかでも注目すべきなのは、この綱領において参加者からの自発的かつ十分なインフォームド・コンセントの必要性が強調されたことである。ニュルンベルク綱領が出された次の年に世界医師会が設立され、現代版ヒポクラテスの誓いとしてジュネーヴ宣言が出された。（ヒポクラテスの誓いや世界医師会のジュネーヴ宣言などについては巻末の付録を参照のこと。）この宣言は「私の患者の健康を私の第一の関心事とする」ことなどを医師に要求した。

このように、現代の生命倫理学は部分的には医療倫理に、そして大部分は医学研究の倫理に由来する。医師が常に倫理的に行為するとは限らず、またそれまでの専門家主体の自治だけでは不十分であるという意識が生まれることになった。医療専門職の高潔さに対する少々独り善がりな伝統的見解は、英国医師会の倫理委員長を長年にわたって務めた人が語った以下のような言葉の中に見て取ることができるだろう。

> 医療者間の関係については、確立された一定の慣習や規則が明記されているし、またさらに明記していく必要がある一方で、培われるべき重要な気質は仲間意識である。たいていの人は「クリケット」の意味もそのスポーツの精神も知っている。問題や意見の相違が生じても、お互いの善意と他者の視点を理解することで大半は解消できるのである。(British Medical Association, 1974)

クリケットのルールが道徳の規則と似ているという少々不可解な考えは、医療の専門家たちが戦時中の人道に反する残虐行為に関わっていたことが明らかになったことで、大きく揺らいだに違いない。にもかかわらず、ニュルンベルク裁判から十数年が経っても、独り善がりな満足感のようなものが医療の専門家たちの中に残り続けたようである。戦時中に行われた残虐行為は、悪いイデオロギーに取り憑かれて精神を病んでしまった一部の人間が犯した過ちとして理解され、全体的に見れば医療専門職は以前と変わらず高潔で信頼に足るものであると考えられたのだ。

しかしこの幻想はやがて消え去ってしまった。急速に増加しつつあった医学研究や新薬治験の実体が暴かれたことがきっかけだった。これらの非倫理的な臨床試験の中で最も悪名高いのは、アメリカ政府が資金を提供していたタスキギー梅毒研究であり、この研究は1932年から72年まで続けられていた。この研究では、梅毒が進行して第三期梅毒に分類された貧しいアフリカ系アメリカ人男性399人が、治療を施されることなく、梅毒の最終段階における症状を観察するために参加させられていた(Jones, 1993)。当時、梅毒患者は死亡率が高いこと、また心臓血管や中枢神経系の異常に関連した疾病の**罹患率**が高いことが知られていた。しかし、その実験の参加者たちは自分の診断について知らされもしなければ、1940年代に入手可能となった特効薬（ペニシリン）を与えられることもなかった。メディアがそれを暴露し、この研究はやっと中止に追い込まれた。このアメリカ合衆国医学史におけるスキャンダルについて、大統領は研究が中止されてから25年経った1997年にようやく陳謝することになった。しかし、タスキギー梅毒研究への謝罪が行われた一方で、今度は米国公衆衛生局と衛生事務局がグアテマラ政府関係者と協力して、1946年から48年にかけて人々を意図的に性感染症に罹患させる医学研究――アメリカ政府資金による医学研究――を行っていたことが明るみに出た。この研究に携わった医学研究者たちは、当時比較的新しい薬であったペニシリンが梅毒、淋病、軟性下疳に罹った1300人に対して有効かどうかを調べていたようである。梅毒に感染させられた人々には、兵士、娼婦、囚人、精神病患者が含まれていた。

1960年代後半の当時、これらのスキャンダルはまだ世間の周知の事実ではなかった。しかし、米国のH・K・ビーチャー（Henry K. Beecher）の『研究と個人』（*Research and the Individual*, 1970年）と、英国のM・H・パップワース（Maurice H. Pappworth）の『人間モルモット』（*Human Guinea Pigs*, 1967年）という著作が、従来の医学研究が孕んできた問題を国際的なレベルの医学界に知らしめた。この数年ほど前の1964年に世界医師会はヘルシンキ宣言の初版を発表し、医学研究における倫理的行為を定めた規則を提示した。それ以来、倫理から逸脱することのないように医学研究を監視し統制するにはどうしたらよいのかという議論が続けられてきている。ヘルシンキ宣言は2016年現在、7回の改訂が行われている。最新版は2013年10月に開催された世界医師会総会で採択された（巻末の付録を参照のこと）。

メディカル・マジック

とはいえ、第二次世界大戦後の数十年間で生命倫理学が飛躍的に発展を遂げた理由は、問題を孕んだ医学研究のためだけではなかった。その発展にさらに拍車を掛けたのは、多種多様な医薬品やワクチンの開発、透析や人工心肺のような生命維持装置の改良、外科手術の飛躍的な進歩などのおかげで、医学の人命を救う能力と、疾病を治療したり予防したりする能力が劇的に向上したことであった。医学が目覚ましい発展を遂げたこの時代に生きた大半の人々の目には、人類が病気や障害を完全に克服できる日もそう遠くはないと映ったに違いない。しかし言うまでもなく、新しい進歩は新しい倫理的問題をもたらした。臓器移植が可能となったことで、移植される臓器が生存可能な状態で保存されるように、人の死の新しい定義――「**脳死**」の定義――を見出す必要が出てきた。また、人々を生命維持装置につなげて生き続けさせることができても、それは必ずしもその患者の生の質（quality of life, QOL）を高めたり維持したりするわけではなかった。そのうえ、イヴァン・イリイチ（Ivan Illich）が物議を醸した『脱病院化社会』（*Medical Nemesis*, 1974年）の中で論じたように、国境を越えた製薬会社や医療技術産業がもつ巨大な力も、人の誕生から死に至る経験すべてを医療化することによって、人々の健康に対する大きな脅威となりえたのである。

新たなコラボレーション

これらの目新しい倫理的難問のいくつかについては後で論ずるとして、〈医師以外はこれらの倫理的難問について議論したり解決したりすることはできない〉という考えがいかに擁護できないものであるかについて少し考えてみよう。これらの問題は、患者に個人的に関係する問題であり、社会全体が重大な関心を寄せる問題でもあった。医療における急激な変化のために、より開かれた学際的な医療倫理を求める動きが強くなり、それは閉じられた医療専門職の議論を世間一般に公開することにつながった。その結果、新しい施設や学術誌が米国と英国の両方で作られることになった。1969年にはライフサイエンスの倫理を研究するための、どの大学やどの機関にも属さない独立の施設であるヘイスティングス・センターがニューヨーク州で設立され、その4年後の1971年に『ヘイスティングス・センター・レポート』（*Hastings Center Report*）が公刊されるに至った。ほぼ同時期に、英国では医学部で医療倫理について語るべきであると訴えた医学生の声を受けて、医療倫理研究会（Society for the Study of Medical Ethics）が設立された。この研究会は1975年に『英国医師会誌』（*British Medical Journal*）と協力して *Journal of Medical Ethics* を生み出すことになった。これらの新しい施設では、設立当初から医師と他の医療専門家、哲学者、神学者、法律家、社会科学者たちとの積極的なコラボレーションが行われていた。医療倫理が医師たちの閉じられた専門家の世界から離れ、医学や医療において生じる倫理的問題について別の観点から批判的に吟味を加えるような時代が到来したのである。

この生命倫理学の黎明期以来、生命倫理に特化したセンターや施設だけでなく生命倫理を扱う学術誌も数多く生まれた。それと同時に、医療倫理は医学部の中心的なカリキュラムにおいて存在感を増していった。しかし、本書の目的は生命倫理学の歴史について詳述することではないので、ここでは生命倫理学が複雑化したことに大きな影響力をもったものとして以下の三つの展開だけを取り上げることにしよう。

公共の利益としての健康

第一のものは世界保健機関（World Health Organization, WHO）の影響力である。WHOは国連の専門機関として1948年に設立された。WHOは健康が「病気ではないとか、弱っていないということではなく、肉体的にも、精神的にも、そして社会的にも、すべてが満たされた状態にあること」という広い定義を支持していた（World Health Organization, 1948）。WHOはこの定義に沿って、授乳、煙草、HIV・エイズ、世界的な**パンデミック**のような問題に対処することで、グローバルな公衆衛生の問題に活発に取り組んできた。WHOのアプローチは医療資源における分配的正義に光を当てると同時に、貧困、失業、教育の欠如、食糧・浄水・衛生管理の欠如といった不健康の社会的決定因子にも着目してきた。少々後追いではあったものの、これらの問題は生命倫理学の議論でも取り上げられ、以来、正義の問題を扱う生命倫理学の分野はますます重要性を増してきている。このことは、医療の実践者と患者との関係ばかりに焦点をあてることから離れ、なぜ人は病気になるのか、人を病気にさせる社会的・政治的要因にどう対処すべきなのかを吟味する研究へ近づくことを意味する。さらに近年では、地球温暖化とそれが人の健康に対してもたらす有害な影響にとりわけ触発されて、環境倫理学も生命倫理学に入り込んでいる。これらの問題は本書の最終章「正義」において詳しく取り上げることにしよう。

ゲノム革命

現代の生命倫理学に大きな影響力を及ぼした第二のものは、**ヒトゲノム**計画に続いて遺伝学が急速に発展したことであった。遺伝学の発展によって、人の行動の決定要因、病気に罹ったり障害を負ったりする可能性、プライバシーの保護などに関わる重要な問題が出てきた。生命倫理学の分野の中で、これほど研究者が押し寄せたことはかつてなかった。これは部分的には、ヒトゲノム計画を推進する機関が、科学的発見がもたらしうる倫理的・法的・社会的課題に関する研究に資金全体の5%を割くことを決定したからである。この研究から明らかになった問題については、後の第5章で紹介しよう。ここでは、そうした研究のおかげで医療および医療者 - 患者関係にもっぱら注視していた生命倫理学が、遺伝学のような生命科学の発見に関する倫理的問題を扱う「生物医学倫理（biomedical ethics）」を含むように拡張されていったということにだけ触れておくことにしよう。

グローバル化

最後に、1994年にアムステルダムで国際生命倫理学会（International Association of Bioethics, IAB）が創設されたことは、欧米の優位を脱して本当の意味でグローバル化し多様な文化を取り込む試みとして、生命倫理学の重要な新しい特徴を示している。その設立のきっかけそのものが興味深い。初代会長であるピーター・シンガー（Peter Singer）は、講演者として招かれたヨーロッパでの集会で大衆の妨害に遭い、安楽死のような物議を醸すトピックに関する自身の見解についてある種の検閲を受けたことがあった[1]。国際生命倫理学会の設立者たちはこのシンガー事件を由々しき事態であると捉え、宗教的な信念や他のイデオロギーが強く残っている国々では生命倫理学の自由な議論が抑圧されてしまうと考えた。国際生命倫理学会の会則によれば、学会の目的は以下の通りである。

1. 世界の各地で生命倫理学に取り組んでいる人々の相互交流を促進し、情

1）ピーター・シンガーの講演テーマは「重度の障害をもつ新生児には生きる権利があるか」であった。

報交換ができるように促すこと

2. 生命倫理学に関する国際学会を組織し促進すること
3. 生命倫理学の研究および教育の発展を促すこと
4. 生命倫理学的問題を扱う論拠ある議論が自由で開かれたものであることを維持すること

さらに、国際生命倫理学会の会則は21人の役員が世界のあらゆる地域から選出され、一国が3人以上の役員をもつことはできないと定めることで、国や文化の偏りを防ごうとしている。このように、国際生命倫理学会は国際レベルでの討論の機会を設け、生命倫理の多様なアプローチを奨励しているのである。

生命倫理学の成熟

まとめよう。生命倫理学はここ数十年で「成熟」してきた。生命倫理学は医師‐患者関係を中心とした従来の医療倫理のアプローチを批判的に吟味することから始まり、広義のライフサイエンス、医療の社会的・政治的側面、グローバル化と多文化主義の問題等に対応するよう裾野を広げつつある。生命倫理学がこうして拡大していくにつれて、問題に取り組む方法も多様化してきたし、新しい科学技術がもたらす倫理的な問題もますます複雑化しているという認識も生まれた。いずれにしても、生命倫理学が次から次へと出てくる問題に答えることはそう簡単なことではないということは明らかである。

3　法律があればそれでいい？

ここまで生命倫理学が複雑なものであること、わたしたちが直面するジレンマや問題は簡単には解消できないことを強調してきたので、こう疑問に思われるかもしない。これらのジレンマや問題は今ある法律に手を加えたり、必要ならば新たな法律を作成したりすることでうまく解決できるのではないか。法によって答えが与えられるのであれば、なぜわざわざ倫理的議論に頭を悩ます必要があるのか、と。

たしかに、法律の改正が問題の解決に役立ちうる例はある。たとえば、（アメリカ合衆国の連邦規則のように）規制を細かくし強化することによって、不正な医学実験はある程度予防することができる。別の例は、生まれたばかりの新しい技術を規制する法律だろう。よく知られた例で言えば、英国のヒトの授精および胚研究に関する法律（Human Fertilization and Embryology Act, 2008年）（United Kingdom, 2008）がそれである。遺伝情報を用いて人々を健康保険や雇用上で差別することを防ぐ法律は、アメリカ合衆国のいくつかの州でも制定されている（労働省など）。また、医師による自殺幇助（しばしば「尊厳死」と呼ばれるもの）を許容する法律を定めるアメリカ合衆国の州や国もいくつかある（Focarelli, 2009）。

しかしこれらの例を見ても、生命倫理的課題を法律で解決しようとするときの問題点が浮き彫りになっている。第一に、上述した問題の中にはそれをめぐって意見が大きく対立しているものもある。たとえば、ヒト胚を医学研究で利用することは英国をはじめとしたいくつかの国では認められているが、他の国では法律によって禁じられている。また、安楽死を法律で認める国もあれば、それを犯罪とする国もある。さらに、いくつかの領域において法律がまったく制定されていない国も多く存在する一方で、それらの領域を法律で規制している国もある。その結果、「**医療ツーリズム**」という現象が生まれる。たとえば、商業的な**代理出産**サービスが自国で禁止されている場合に、それが認可されている国に不妊カップルが渡航するような例である。

要するに、国際的に見て、法律は論議の的となっているような生命倫理の領域において一貫した解答を与えることができていないのである。しかしだからといって、生命倫理について国際的な合意を得ようする試みがないわけではない。代表例は国連の一機関であるユネスコ（UNESCO）である。2005年10月に、ユネスコの総協議会は「生命倫理と人権に関する世界宣言」を採択した。その宣言の第一の目的は以下のように述べられている。

> 各国が生命倫理の分野における法令、政策、その他の取決めを作成するにあたり、指針となる原則及び手続の普遍的な枠組みを提供すること。（United Nations Educational Scientific and Cultural Organization, 2005, 第2条(a)）

この宣言は、その言葉遣いからも明らかなように単なる勧告である。つまり、この宣言から、ユネスコに加入している国が現実問題としてどのような法律や政策を採用するのかを決定できるわけではない。さらに言うと、有識者の多くがこの宣言を大雑把で曖昧であると批判してきた。とは言うものの、宣言のように言葉遣いを緩くしてはじめて、多国間の同意に至ることができるのかもしれない。

このように考えてみると、万人が受け入れることのできる法によって問題を解決しようというのは、雲をつかむような話なのかもしれない。だからといって、法律が生命倫理においてまったく役に立たないとか、まったく関連性をもたないとか言うつもりはない。むしろ、わたしたちは法律がどんな問題にも明快な答えを出すことができると想定する代わりに、次の二つの仕方で法律の助けを求めることができるだろう。第一に、法律は医師ならびに科学や医療に携わる人々がしてもよい行為の限界を定める。こうした法による線引きは曖昧であるかもしれないが、それでも重要であることには変わりはない。この種の法的制限の好例の一つは、十分なインフォームド・コンセントを取得するべしという要求であろう。この制約のおかげで、意思決定のできる人々を対象とした治療や実験は（救命医療のように同意を取得しなくても許容されうる特別な状況を除いて）彼らの同意なしに実行されれば、ある種の暴行と見なされることになる。二つ目の例は医療における守秘義務である。医療者側に守秘義務があるおかげで、患者は効果的な治療を進めるために自分の私生活を安心して明かすことができる。三つ目の例は、医学研究における詐欺や不正行為は絶対的に禁止されているため、医師や科学者が自分たちの専門的知識に由来する権力を濫用することはできないようになっていることである。専門家や科学者としての誠実さ（integrity）を保つこれら三本の柱は、専門家の営みを統制する各国の法律においてほぼ普遍的に見受けられる。

法律が生命倫理に関係する第二の方法は、法廷での詳細な判断を経て判例法が洗練されていくことである。ランドマークとなる重要な事例がたくさんあるが、これらの判決における法学的分析は問題となっている倫理原則を明確にしたり、将来の類似した事案の判例となるものを提供したりするのに役立ってきた。顕著な例は、治療への同意が適切であるかどうか、遷延性意識障害にある患者の経管栄養を差し控えたり、患者が望めば生命維持装置の電源を落としたりしてもよいのかどうか、重度の障害をもった新生児に対する治療を差し控えてもよいのかどうか、そして、どちらか一方が死亡するとしても**結合双生児**を切り離すべきかどうかについての判例である。これらすべての事例において、裁判官は問題の根底にある倫理原則を明らかにし、倫理原則と基本的な法理との関係を丁寧に調べてきた。このように、医療に関する法律は生命倫理と混同されてはならないが、医学や医療技術の進歩によって生じた問題についてよく議論された包括的な解決策を探るうえで生命倫理の貴重な協力者となる、ということは明らかである。

4 方 法

法律が完全な答えを与えることができないとすれば、生命倫理学はどのように事を進めるべきなのだろうか。生命倫理学は自らの領域の問題に取り組むのにどのような方法を用いることができるのだろうか。

事実を正しく認識する

これまで見てきたように、生命倫理学の扱うトピックは本質的に学際的である。これに応じて、その方法も多種多様であると予想されるだろう。まず必要とされることは正しい事実認識である。というのも、不正確あるいは不十分な情報に基づいた妥当な道徳判断はありえないからである。生命倫理学に医療や科学の専門家が必要不可欠なのはそのためである。たとえば近年、国際的に大きな議論を呼んでいるのは、医学研究および可能であれば治療で用いるためにヒトの**胚性幹細胞**（ES 細胞）を樹立し使用することである。ヒト ES 細胞の使用に反対している人たちの中には、成人の体細胞から安全な仕方で樹立できる**人工多能性幹細胞**（iPS 細胞）がヒト ES 細胞とまったく同じ方法で使用できるのだから、ヒト ES 細胞を用いる必要はなくなったと論じる人もいる。だが、この主張は正しいのだろうか。その分野の専門家である科学者だけが、この事実問題に答えることができる。別の例として挙げることができるのは、遷延性意識障害と診断された患者が意識を取り戻したり、コミュニケーションをとったりできるという主張である（Lotze et al., 2011, Estraneo et al., 2010）。しかしこの主張に対し、そもそもの診断が間違っていたがゆえに起こった現象であると論じる人もいる。先の例と同じく、この意見の対立を解消できるのは専門家の見解だけである。このように、生命倫理学にはきわめて高い水準の医学的・科学的情報が必要である（また情報をアップデートし続ける必要もある）。こうした情報なしでは、倫理的問題について生命倫理学が下す結論は無価値となってしまう。また、いまだ科学的不確実性があり、現段階で複数の結論がありうる状態にある領域をしっかり認識しておくことも重要である。こうした科学的不確実性が否定され、（幹細胞をめぐる議論ではよく見られることだが）反対者が自分たちの道徳的立場にとって有利となる結論だけを提示する場合、その議論は不誠実なものとなってしまう。

臨床医の知恵

専門家が必要とされる二番目の領域は、広い意味での「臨床医の知恵」と呼ばれるような領域である。これは難解な概念であり容易に誤解されうる。これまで見てきたように、生命倫理学は「最善のことは医師が知っている」という考え方から離れる方向に進んできた。患者や世間一般の意見は偏見や不十分な情報に基づいていたりするので、医師が下す決断を左右するものではないといった考え方を脱してきたのである。しかし、振り子は逆方向へと振れ過ぎることもある。臨床の現場でのやり取りは、たとえばテレビ販売や中古車販売におけるやり取りと同じようなサービス提供者と消費者の関係ではない。テレビ販売や中古車販売でのやり取りでは「お客様は神様だ」とされ、商品の質や価格などを考慮に入れて自分の好みに合うよう選択を行うのはまさに購入者だとされる。このようなビジネスのやり取りにおいては、ラテン語の諺である「買手危険負担」（買ってしまってからでは遅いので買う前によく考えなさい）という原則が適用される。つまり、自分の利益についてよく考え、疑わしい取引を避けるのは顧客側の責任である、ということである。

しかし、この種の市場取引モデルを医療の実践に当てはめようとする試みはあるにせよ、臨床における人間関係の実態はそれとは大きく異なっている。医療現場でのやり取りの大半を見てみると、わたしたちは通常の意味での「消費者」ではないということがわかる。病気の怖さや差し迫った死への恐れから、わたしたちの多くは弱い立場に置かれ、不安定な状態に陥ってしまう。そうなるとわたしたちは情報と助言を求めて医療の専門家を訪れるわけだが、その場合、中古車販売においては必ずしも期待しないようなもの、たとえば支援や理解を得ることも求める。この点に着目して、臨床でのやり取りを「契約」ではなく「協定」として説明する論者もいる（May, 1975）。「協定」の意味は、医療の専門家は患者の福利にコミットするのであって、このコミットメントは提供される商品やサービスのリストとは異なりうる、ということである。なぜなら、臨床においては料金を取って商品やサービスを提供するだけでなく、治療を進めるうちに人間関係が育まれること、また、その人間関係それ自体が患者の回復に影響を及ぼすことがあるからである。（医療者 - 患者関係のこれらの側面については第4章でより詳しく論じる。）こういう理由から、生命倫理学には生物医学を研究する科学者の専門的知識だけでなく、弱い立場に置かれた人間と日々やり取りすることを通じて患者だけでなく医療の実践者が払うコストもよく知っている臨床医の洞察も必須なのである。

社会科学の視点

実を言えば、臨床医の知恵は重要ではあるものの、それだけで生命倫理学に十分な洞察力が与えられるわけではない。わたしたちは何かに没頭しているとき、問題への取り組み方や解決策の求め方に影響を及ぼす無数の要因を見極めることができない場合もある。そうしたときに必要となるのは異なる分野の専門的知識、なかでも社会科学の知識である。社会科学は複数の学問から成るが、それはさまざまな仕方で生命倫理学を助けてくれる。政治学のツールは倫理的意思決定や政策を左右するかもしれない要因を特定化することによって、ヘルスケア制度や他の科学的営みにおける意思決定がどのように下されているのかを研究することに使われうる。（これについては、経済的要因が人間の臓器提供や組織提供のあり方を歪めてしまった「臓器・組織売買（tissue economy）」を扱う第5章で取り上げることにしよう。）社会科学者たちは、専門職がどのようにして社会に影響を及ぼすのかも批判的に吟味してきた。有名な例として、アメリカ合衆国の医療を痛烈に批判したエリオット・フリードソン（Eliot Freidson）

の『医療専門職』（*Profession of Medicine*, 1988年）が挙げられる[2]。フリードソンはその本の中で、医療者が倫理的でありかつ信頼に足るべきであるという主張は、心からの倫理的コミットメントではまったくなく、単に医療者の富や社会的特権を守るための道具に過ぎないと論じた。また、質問票調査、聞き取り調査、フォーカス・グループ・インタビューなどの社会科学の調査方法も、医師・科学者・患者・公衆のそれぞれの意見・信念・実践をはっきりさせるのに用いることができる。こうした調査から驚くべき結果が出てくることも多い。たとえば、がん患者たちは自分たちの生の質について、医療者たちが与えている評価よりも、一貫して高い評価を与えているという調査結果がある（Papadopoulos et al., 2011, Mellon et al., 2006）。こうした調査結果は、がん患者とのコミュニケーションについて医療者がより適切で有益なアプローチを確立するのに役立つものである。

哲学的吟味

これまで紹介してきた方法はいずれも価値ある情報や洞察を提供してくれる。その一方で、わたしたちはまだ生命倫理学の心臓部には到着していないようである。なぜかと言うと、何が事実で**ある**のかを見出すことは、何を**すべき**なのかを見出すこととは異なるからである。極端な例ではあるが次のような事例を考えてみよう。社会「負担」を軽減するという目的のもと、「欠陥」のある子孫を残さないようにIQが90以下の人全員に不妊手術を施す社会政策が存在すべきである、と大多数の人々が信じていることが社会調査の結果わかったとしよう。しかし、この事実があるからといって、その社会政策が倫理的に正しいということにはならない。平たく言えば、「である」と「べきである」はきわめて異なる意味をもっているのである。つまり、「である」は純粋に記述的（たとえば「大半の人々は強制的な不妊手術を支持している」）であるのに対し、「べきである」は規範的（たとえば「人々に対し強制的な不妊手術を行うことは不正である」）である。歴史を紐解けば、現在のわたしたちからすると道徳的に不正だと思われる意見でも過去には広く受け入れられていたという例がたく

2）　該当する邦訳はないが、同著者の『医療と専門家支配』（進藤雄三・宝月誠訳、恒星社厚生閣、1992年）が刊行されている。

さん見つかる。たとえば、女性は参政権をもったり高等教育を受けたりするべきではないとか、ある人種は他の人種と比べて道徳的に劣っているといった見解がそれである。

このように、生命倫理学の主要な方法は、誰がどう考えているのか、あるいは人々の意見を左右する社会的要因とは何であるのかを単に記述することではなく、道徳的見解の**正当化**に関わるものでなければならない。それゆえ、次の第2章ではその全体を使ってさまざまな道徳理論を紹介し吟味することになる。これらすべての道徳理論は道徳的主張が正当化される方法を示そうとするものである。これらの理論を体系化しようとする学問は通常「道徳哲学」と呼ばれるが、時には（紛らわしいことに）「倫理学」とも呼ばれる。そこで言われる「倫理」が紛らわしい名詞であるのは、「モラル」や「道徳」といった言葉と同じように、異なる仕方でいくらでも用いることができるからである。これらの言葉は、個人的な道徳的見解、専門家の行動基準、社会集団の信念や態度（たとえば「近頃の若者にはモラルがない」）、あるいは社会全体の信念や態度（たとえば「もはや我が国は倫理的な方向性を失ってしまった」）を指す場合がある。しかも「倫理（学）」は道徳に関する研究を指す場合もある。こうした混乱を避けるために、道徳的見解を正当化する異なる方法を吟味することを「哲学的倫理学」、あるいはよりシンプルに「道徳哲学」と呼ぶことにしよう。なぜなら、つまるところ哲学はある主張が真理、美、善に関係するかどうかを問わず、その妥当性を吟味する学問だからである。

5 応 用

たしかに、生命倫理学が批判的役割を担うことは肝要な点である。しかし、それに目を奪われてしまい、生命倫理学には応用力もあるという事実を看過してはならない。生命倫理学は、理論上の問題について議論を交わすことが好きな学者だけが関心を抱くような象牙の塔の営みではない。生命倫理学はこれまで多様な仕方で実践的問題に取り組んできたし、また取り組むことができる。第一に、生命倫理学が専門教育に及ぼしてきた影響を挙げることができる。医学教育ではカリキュラムに医療倫理のコースを盛り込むことは世界中で標準化されつつあるが、それだけではない。さらに生命倫理学は医療従事者全般の教育にも不可欠である。生命倫理学は看護教育にも早くから取り入れられたし、看護協会は医師会に負けず劣らず活発に活動し、倫理綱領を作成したり改訂したりしてきた。医療に関係する他の専門職も後に続き、歯科医、薬剤師、理学療法士、救急救命士のための倫理コースが開設され、それらは彼らが一人前になるための重要なカリキュラムとなった。ここで重要なことは、これらの倫理コースが倫理綱領を丸暗記する場ではなく、臨床のケース・スタディを用いながら医療の実践に批判的な吟味を加える機会を提供してきた、ということである。

生命倫理学が応用される第二の領域は、数多くの国で見られる生命倫理に関する諮問委員会の設置に関わる領域である。諮問委員会の中には政府機関が支援するものもあれば、政府機関とは独立して設立されたものもある。（前者の例は生命倫理問題に関するアメリカ大統領諮問委員会であり、後者の例は英国におけるナフィールド生命倫理審議会である。）これらの組織はたいていさまざまな学問や職業に従事する専門家から構成されており、とりわけ幹細胞研究や幹細胞治療のような新しい領域に関する政府の方針や立法に対して大きな影響力をもっている。

第三に、科学の進歩によって生じる喫緊の課題に対処するための倫理的・法的・社会的課題の研究を通じて、また生命倫理固有の重要な問題を扱う学術的研究を通じて、生命倫理学が生物医学研究に関わってきたことも挙げられる。今やその領域には大量の学術論文が生産されているし、数多くの学術誌も存在している。これらの研究の後援者は欧州委員会、米国国立衛生研究所（National Institutes of Health, NIH）、英国のウェルカム・トラストなどであるが、研究資金は世界中のさまざまな国から集められている。

最後に、生物科学だけでなくより広く道徳や市民権を扱う授業などを通じて生命倫理学の問題について学ぶことは、今や高校教育の重要な一部となりつつある。これは明るい話である。というのも、そのおかげで生命倫理学が盛んになるだけでなく、次から次へと出てくる生命倫理の問題に取り組むうえではより深い見識をもって積極的な役割を担う人が必要となるが、これからの新しい政策や法改正をめぐる議論においてそうした役割を果たすことのできる教養ある民衆を育てることにもなるからである。将来的には、生命倫理学は学者や専門家だけでなく、万人に開かれた領域だと見なされるようになるだろう。生命倫理学が取り組む倫理的問題はわたしたち全員に関係するのだから。

6　本書の使い方

本書の残りの章とその内容は以下の通りである。第2章と第3章では生命倫理学の理論的背景を詳述する。まず第2章ではさまざまな道徳理論を説明し、続く第3章では世界の5大宗教をはじめとした別の視点から生命倫理学について考える。そして、残りの三つの章では生命倫理学の実践的な応用について考察を進める。第4章は臨床倫理、第5章は研究倫理とリサーチ・インテグリティ（研究者としての誠実さ）、第6章は公衆衛生における正義、ヘルスケアの提供、グローバルな医療（global health）を扱う。

本書は興味の赴くまま自由に読んで頂いても結構である。本書には詳細な目次があるし、関連性がある箇所を探すのに便利な索引もついている。理論を扱った章から読み始める必要はない。とは言うものの、実践的な問題を扱った箇所を読む前あるいは読んだ後に理論を扱った箇所を読めば、倫理的な問題について理解を深めることができるだろう。興味を引くトピックについてさらに理解を深めることができるよう、各章末に読書案内を加えた。また、なるべく使わないように気を遣ったのだが、専門用語について読者の理解を助けることができるよう、巻末に簡単な用語集も載せてある。この用語集にある専門用語は本文中においてゴシック体で表記している。わたしが本書を楽しみながら書いたように、読者のみなさんが楽しみながら読んでくれることを心から願っている。

読書案内

ケンブリッジ大学出版会とオックスフォード大学出版会が生命倫理学の教科書・論文集を出版している。Peter A. Singer と A. M. Veins が編集した *The Cambridge Textbook of Bioethics*（2008年）と John Harris が編集した（オックスフォード大学出版会哲学シリーズの）*Bioethics*（2001年）である。これら2冊には本書で取り上げる領域の大半をカバーする幅広い学術論文が含まれている。生命倫理学の歴史に関心がある人は、ヨーロッパでの生命倫理学史についてはHenk ten HaveとBert Gordijnが編集している*Bioethics in a European Perspective*（Kluwer Academic Publishers, 2001）を、米国における「生命倫理学の誕生」についてはAlbert Johnsenの*The Birth of Bioethics*（Oxford University Press, 2003）〔アルバート・R・ジョンセン『生命倫理学の誕生』細見博志訳、勁草書房、2009年〕を参照してほしい。ただし、これら2冊は西洋の生命倫理学史に限定されているので注意されたい。グローバルな視点から生命倫理学を眺めるには、Catherine Myserが編んだ*Bioethics around the Globe*（Oxford University Press, 2011）がよいだろう。この本には、生命倫理学に見られる文化に根ざした偏見を手厳しく批判した論文がいくつか掲載されている。環境問題あるいは遺伝子組み換え作物のような広い意味での科学的問題と関連づけながら生命倫理学を眺めるには、Ben Mephamの*Bioethics: An Introduction for the Biosciences*（Oxford University Press, 2008）が役に立つだろう。

生命倫理学における最新の議論を追う一番の方法は、学術誌やインターネットを調べることである。学術誌などのリストはジョージタウン大学が運営している以下のウェブサイトか、NIHが運営している以下のウェブサイトで見ることができる（http://bioethics.georgetown.edu/publications/scopenotes/sn38.htm）（http://bioethics.od.nih.gov/）。医療過誤についての情報は以下のサイトで入手できる（http://www.loc.gov/law/help/medical-malpractice-liability/index.php）。学術誌は数が多いうえにその質もさまざまであるので、とりあえずは次のものから手をつけるとよいだろう。*Journal of Medial Ethics*、または*Bioethics*、または*the Hastings Center Report*。医療に関する法律を扱う学術誌は、*Medical Law Review*、または*the Journal of Law, Medicine, and Ethics*から読み始めるとよいだろう。最新のニュース、最新の学術論文、スキャンダルなどについての情報を提供してくれるブログも多数ある。もっとも活動的で（おそらくは）信頼に値するブログは以下の通りである（http://blog.practicalethics.ox.ac.uk/）（http://www.thehastingscenter.org/BioethicsForum/Default.aspx）。

後の章でも、その章で扱ったトピックに関連して読書案内を新たに付け加えていくことにしよう。

第2章

道徳理論

1　はじめに

第1章で見たように、〈わたしたちは生命倫理学におけるジレンマのどれかに直面したときに何をすべきなのか〉という課題に取り組むことは、少なくとも部分的には、道徳理論を扱う道徳哲学の役割であるように思われる。本章ではさまざまな道徳理論を紹介し、これらの理論が先の課題に取り組むときにどのくらい役に立つのかを検討することにしよう。道徳理論を身近なものとするために、あなたが道徳的ジレンマに直面していると想像してみてもらいたい。道徳的ジレンマとは、とても難しい道徳的選択を押しつけられ、どちらの選択肢を取るべきなのか皆目見当がつかないような状況のことである。これから描き出す状況は架空のものではあるが、戦争や他の暴力的紛争といった極限状態に置かれた人々が実際に直面するような難問に基づいている。ここで生命倫理学で見られる現実の事例ではなく架空のシナリオを使用するのは、医療や科学においてどのようにして道徳理論を用いるのかを説明する前に、道徳理論の一般的な特徴を理解してもらう必要があるからである。

村長のジレンマ

あなたは島の小さな村の村長である。その島は戦争のため敵国によって占領されている。そのような中、3人の村民がゲリラを組織し、占領軍の兵士を4人殺害した。敵国はゲリラを鎮圧するために大佐を派遣した。大佐は島の住人の中から80人を捕虜にし、彼らを村の広場に集めた。ゲリラ3人のうち2人はついに捕らえられ、村の広場で武装した敵兵に押さえつけられている。残り1人は彼を匿っていた村の2人の少女とともに拷問にかけられ、すでに処刑されてしまった。3人の痛ましい遺体が捕虜として集められた80人の村民の眼前に横たわっている。大佐はおもむろに（弾丸の入っていない）機関銃を村長のあなたに手渡してこう言い放った。機関銃を鈍器として用いて、生き残っているゲリラ2人を捕虜たちの前でたたき殺せ。そうすれば、80人の村民の命だけは助けてやろう（ただし、彼らは労働収容所に送られることになる）。だが拒めば、お前と80人の捕虜全員はすぐさま部下たちの機関銃の餌食になることだろう。腹を決めるまで数分ほど待ってやる、と。さあ、あなたならどうするだろうか？　また、どうしてそれが正しい選択だと言えるのだろうか？

さてどうしたものかと頭をひねる前に、こうした極限状態では次に何が起こるのかを確実には予想できないということに留意してほしい。たとえば、あなたがゲリラ2人を殴り殺したとしても、大佐は村人たちが占領軍に刃向かう者を以後匿おうとすることのないよう「懲らしめる必要がある」と言い出して、約束を守らずに、部下に命じて村民たちを銃の餌食にするかもしれない。あるいは、あなたが大佐の命令に背いたとしても、大佐の部下たちがあなたや捕虜たちを必ずしも撃ち殺すわけではないかもしれない。ましてや、あなたが大佐の命令どおりにゲリラ2人を機関銃でたたき殺す場合には、大佐の兵士たちは大佐の冷酷無情な命令に従うことに二の足を踏むかもしれない。あなたはそう考えて大佐に対して開き直ることができるかもしれない。さて、これらの不確実性を考慮に入れて、あなたならどうするかを考えてみてほしい。

決断を下す理由として考えられるものをいくつか挙げておこう。まず、あなたはゲリラ2人を殴り殺すことが捕虜となっている村民をできるだけ救うための唯一の方法であると考えるかもしれない。なぜなら、（大佐が約束を守ると仮定すれば）ゲリラの2人の命は奪われてしまうが、囚われの身である80人の村民は犠牲にしなくてもよいと思われるからである。また、殺人は絶対に不正であると考え、縛りつけられているゲリラ2人を機関銃でたたき殺すことを拒絶するかもしれない。あるいは、あなたは占領軍の非道な行為に屈せず不条理な命令に背くことこそが村長の義務であると考え、機関銃を手に大佐に襲いかかるかもしれない。

さて、今度はあなたが村長ではなく、囚われの身の村人に機関銃を向けている兵士の１人であると想像してみよう。あなたは大佐の命令に従い、村人を撃ち殺すことができるだろうか？　たとえば、兵士の義務は疑問を抱くことなく上官の命令に従うことであるとか、上官に逆らうことで自分の立場が危うくなることを避けたいといったことが、大佐の命令に従う理由として挙げられるだろう。他方、あなたは（村長が要求に応じたとしても捕虜全員を撃ち殺すよう大佐が命令する場合のように）不正義あるいは不道徳な命令には従いたくないとか、命令されようがされまいがとにかく無防備な市民を撃ち殺すことはできないといったことが、大佐の命令に背く理由として挙げられるだろう。

一見すると、このシナリオは生命倫理学とは無関係だと思われるかもしれない。しかし、このシナリオは、生命倫理学で出くわすジレンマについて異なる道徳理論が異なる対処法を提示するということを際立たせるのに役立つ。これから紹介するタイプの異なる五つの理論はいずれも、村長のジレンマにおいて示唆されていたような決断の理由と関係している。これらの理論を順番に見ていくことにしよう。

2　結果を計算する

村長のジレンマの単純明快な解決法は、ゲリラ２人の命を村長が奪うことである、というのが大半の人の考えだろう。ゲリラはどちらにしても占領軍の兵士に殺されてしまうが、80人の捕虜は（おそらく）死ななくて済むと思われるからだ。これこそが道徳的選択についての常識的な――合理的な、と言う人もいるだろう――アプローチだとしばしば見なされている。このアプローチの背景にある道徳理論は**帰結主義**と呼ばれる。帰結主義とは、善い結果を最大化し悪い結果を最小限に留めることを目標にして、過去の行為がどのような結果をもたらしたのかを調べ、将来の行為からもたらされると思われる結果をできる限り正確に予測することを通じて道徳的意思決定を行うようわたしたちに要求する道徳理論である、と要約することができるだろう。帰結主義のうち最もよく知られているのが**功利主義**である。功利主義の創始者は18世紀から19世紀に活躍した英国の哲学者・社会改革者ジェレミー・ベンサム（Jeremy Bentham）

である。ベンサムは「最大多数の最大幸福」原理を考案した。その原理によれば、行為の正しさは最大多数の人々に最大量の幸福をもたらすかどうか、あるいはできるだけ苦痛を最小限に留めるかどうかによって決まる。したがって、この理論によると、村長にとって大佐の命令に従うことこそが正しい道徳的選択であるということになる。

帰結主義にはいろいろな種類があるが、それらはいずれも生命倫理学において影響力を振るってきたし、今でも生命倫理学における支配的な理論であると言えるだろう。医療者はこの道徳理論に魅力を感じることがあるのではないか。というのは、医療者は患者の利益を最大化し危害を最小化しようと日々努力しているが、帰結主義の考え方は彼ら医療者が日常的に臨床において意思決定を行っている仕方と重なるように思われるからである。この理論の有名な支持者は、第1章でも言及したが国際生命倫理学会（IAB）の初代会長を務めたオーストラリア出身の哲学者ピーター・シンガーである。シンガーは、動物倫理、安楽死問題、重度障害児の治療停止、貧者に対する義務などをはじめとした広範囲に及ぶトピックについて論じてきた。シンガーはこれらの問題について論じる際に、わたしたちは苦痛（人間以外の動物の苦痛も含む）を最小化することをもって決断すべきであり、仮にそうすることで命を落とすことになったとしてもそうすべきなのだと主張している。

しかし帰結主義は見た目ほど単純な理論ではない。一つ目の問題は、結果の予測をするときに不確実性が入り込んでくることである。上述したように、大佐はいずれにしても80人の捕虜全員を射殺するかもしれない。村長はゲリラの2人を殺害することで80人の命が救われると確信をもつことはできない。結果の不確実性という特徴は医学や医療にも大部分当てはまる。たとえば、高用量の酸素を与えることで未熟児の生存や発達が促進されるとかつては考えられていたが、それは未熟児の失明をもたらす原因となるということが後になってわかった。医学は試行錯誤を繰り返すことで進歩する。時には、治療の失敗はもともとの病気よりも大きな被害をもたらすことがある。帰結主義者たちは行為と規則を区別することによって結果の不確実性問題に対処する。たしかに、ある特定の行為がもたらしうる結果すべてを予測することは人知の及ばぬところだろう。しかし、わたしたちはその代わりに、長い年月を経た人類の経験に基づいて作られ、それに従うことが常にではないにしろ大抵の場合に最善の結果をもたらしうるとわかっている規則を用いることができる。それゆえ、帰結主義者たちによれば、わたしたちはこうした規則を採用し遵守すべきである。またそうすることで、わたしたちが規則に従ったときの結果がより明らかになる。実は、現代の医学も似たような規則に基づいて治療効果の不確実性に対処している。現代医学は最善の**根拠に基づく医療**に立脚したガイドラインを作るうえで臨床研究の成果に依存している。

では、村長が採用すべき規則とはどのようなものだろうか。難しいが、「殺すなかれ」という道徳規則かもしれない。村長はこの規則に従うことで、この場合には恐ろしい結果が生じるかもしれないが、長い目で見ればその規則を尊重し占領軍の残虐行為に屈しないことのほうが社会全体にとって善いのだと判断しているのかもしれない。逆に、村長はより多くの命を救う可能性が高いとして、この状況下では「殺すなかれ」という規則は放棄されるべきだと判断を下すかもしれない。いずれにしても、このシナリオではやはり「かもしれない」と付け加えざるをえない。人類の長い経験を経て形成された規則に従ったとしても、わたしたちの行為が短期的か長期的かを問わず最善の結果をもたらすとは断言できないのが現実である。道徳的に不確実な状況に対してシンプルな解決法を提供できるという帰結主義者たちの自信は、どうやら根拠に乏しいようである。より善い結果が予測されるから規則を破ってもよい、ということになるのはどのような時なのかを、わたしたちはどうやって知ることができるのだろうか？

次に、帰結主義の二つ目の問題を見ることにしよう。それは、どうやって善い結果や悪い結果を定義するのかという問題である。ベンサムの考えでは、これは簡単な問題である。ベンサムによれば、わたしたちは人間の幸福を科学的に測定できる「快楽計算」を開発すればよい。これを用いればある行為が生み出す快苦（快楽と苦痛）の量・範囲・強度・持続性を見積もることができるので、どの行為あるいはどの政策がもっとも高いスコアをもつのかを算出できる。しかし、ベンサムの弟子であり批判者でもあったジョン・スチュアート・ミル（John Stuart Mill）がこの理論を擁護するときに問題として認識していたように、このような仕方で快苦を測定しようとすると、人間の幸福や満足が何から成り立っているのかを捉え損ねてしまう（オルダス・ハクスリー（Aldous Leonard Huxley）の『すばらしい新世界』（*Brave New World*）に見られるように、ある意味では、気分がよくなる薬を満遍なく密かに投与することによって、社会の人々全員を幸福にすることが可能になってしまうだろう）。ミルは「高次」の快楽と「低次」の快楽を区別し、計算可能な快楽の量には還元できないものの、人間にとって目的それ自体として価値をもつような一定の「よいもの」があると認識していた。この「よいもの」の主要な例としては自由があるが、他には知識を探究することや美しいものを観賞することなども含まれる。

ミルの区別を踏まえると、村長のジレンマについて次のような問いを立てられるだろう。すなわち、残忍非道な独裁制のもとで生きることは、それに反対して死ぬことよりも悪いことなのだろうか？　村長の悲劇は、この無理難題に自分のためだけでなく、命を助けることができるかもしれない人々——命拾いしても過酷な労働収容所で何年も過ごすはめになるかもしれない人々——全員のために答えなければならないことにある。

この二つ目の問題（善い結果と悪い結果を定義するという問題）を生命倫理学と結びつけてみると、それに答えることは至難の業であることがわかる。たしかに、医学や医療によってもたらされる有益な結果は明白であり、測定することも容易な場合がある。たとえば、深刻ではあるものの治る見込みのある病気の場合や事故で負傷した人の回復の場合、何が最善の結果であるのかについては異論の余地はあまりない。しかしWHOが指摘しているように、健康は単に「病気ではないとか、弱っていないということ」ではない（World Health Organization, 1948）。ある人は死にかけていたり深刻な病弱状態にあったりするかもしれないが、身体的には健康であるものの感情面や精神面では不満足な生活を送っている人々と比べると、それでも満ち足りた人生を送っているかもしれない。また、医療においては生の量と質の間で選択が下されなければならないことも多い。絶え間のない苦痛に悩まされ、恐怖心や屈辱感に苛まれながら生き長らえるという選択を、人々が進んで選ぶことはないだろう。このように、価値に関する問題というのは、快苦を単に計算することで解決するものではない。むしろ、この問題によって、正しい判断を導くためには結果をどのように扱うべきなのかが非常にわかりにくくなってしまう。

帰結主義には三つ目の問題もある。これは正義の問題として捉えうるものである。正義は、すべての人を差別なく平等に処遇するという公平性から説明することができる。言うまでもなく、占領下にある島の村長が置かれている状況は不正義以外の何物でもない。戦時下であるから戦闘員であるゲリラが殺害されることは正当化されるかもしれないが、捕虜となっている村民については同じことは言えない。捕虜たちは村人たちの中からランダムに選ばれたのだから、ゲリラと結託して占領軍に戦いを挑んでいる抵抗勢力であるとは断言できない。明らかに、大佐は再び抵抗勢力が出てくることのないように捕虜たちを見せしめとして利用しているのである。自分の望んでいる結果が得られさえすれば、捕虜たち全員が死のうが生きようが構わないと大佐は考えている。これは、大佐がゲリラたちを殺害するよう村の代表者である村長をうまく丸め込んだ場合にも当てはまる。大佐は村長が捕虜となっている村民たちを解放するという条件を呑むことで、無実な彼らを恐怖に陥れるという不正義に荷担するよう仕向けているのである。しかし、(以下で紹介するかなり洗練された形態を除いて)帰結主義にとっては失われる命よりも救われる命の数のほうが多ければ、これらはいずれも重要ではない。帰結主義からすれば、そのほうがより幸福な社会になるからという理由で、社会の人々が大抵は正義に適った仕方で処遇されることが重要である一方で、状況次第では正義を諦めることもありうるのである。

第1章でニュルンベルク裁判の倫理綱領を説明するときに触れた研究倫理の起源を考慮に入れながら、この帰結主義の三つ目の問題を生命倫理学と結びつけてみよう。アウシュビッツの強制収容所で行われた恐ろしい人体実験のおかげで、革新的な治療薬が開発されたと仮定しよう(現実には、人々を凍死させる実験から低体温症に関する発見があったことを除けば、ナチス・ドイツの人体実験から医学の進歩が生まれることはなかった)。これら数人の苦痛に満ちた死は、将来何千もの人々の命を救うことができるという理由で正当化できるのだろうか。多数者への利益を強調できるこうした場合に、帰結主義はナチス・ドイツの人体実験を不正とする根拠を提示することができるだろうか？　この問いに対して、規則帰結主義者ならば、社会で生きていくうえでの安心感が損なわれてしまうと応答するだろう。そして、ナチス・ドイツが行った人体実験のようなことが許されてしまえば、人々はより多くの人の利益のためにいつ自分が次の犠牲者となるのだろうかと不安を抱えながら社会生活を送るはめになってしまうと論じることだろう。したがって、多数者の利益のために数人を犠牲にすることを許容しても、結局のところ全体の幸福は促進されないことになる。

しかし、多数者の利益のために数人を犠牲にするという不正義が誰にもばれないように秘密裏に行われるというシナリオを考えてみるとどうなるだろうか。ジェイムズ・グリフィンは、外科医が、家族も友人もいない天涯孤独な人に手術を行うという架空の状況を描いている（Griffin, 1997）。外科医は手術を行うときにその孤独な男が健康な臓器をもっていること、臓器移植を必要としている患者たちに彼の臓器を移植すれば何人かの患者の命を救うことができることに気づいた。そこで外科医は手術が「うっかり」失敗したかのように装って男を手術中に死なせ、彼の臓器を取り出すことにした。外科医が誰にもばれることなくこの計画を実行できたと仮定すると、社会の人々は自分が犠牲になるかもしれないと不安を感じることもなければ、1人の犠牲者が出ても結果的には数人の命が救われるのであるから、帰結主義者は外科医の行為を道徳的に不正であると説明できなくなる。これと同じような議論は、帰結主義的な根拠から死刑を正当化するときにも用いられうるだろう。なぜなら、死刑囚は移植用臓器の安定供給元になるだろうし、社会の大半の人々は自分が死刑囚と同じ立場に置かれているとは思わないばかりか、むしろ死刑囚はそのような処遇を受けて然るべきであるとさえ考えるかもしれないからである。さらに言えば、危険な犯罪者が二度と社会を脅かすことはないということが周知されれば、社会の人々の安心感は高まるかもしれない。しかし、死刑囚を臓器移植のドナーとすることにはどこか不正義なところがありそうである。臓器移植を必要とする患者が増加の一途を辿る場合、わたしたちはその需要を満たすために死刑執行数を増やすべきなのだろうか。

これらの問題を考慮すると、帰結主義は一見したところわたしたちの常識に合致するようであるが、生命倫理学の問題に取り組む際には役に立たないと結論すべきであるようにも思われる。しかしこの結論を出すのは時期尚早である。生命倫理に関わる個人の行為や政策決定がどのような結果をもたらしうるのかを予測することは、よく考え抜かれたアプローチには不可欠である。すべての関連する事実を確かめ、十分な情報に基づいて結果を予測する努力を怠れば、わたしたちは何人かの倫理学者が「嫌悪感（yuk factor）」と呼んでいるもの――単なる情動や根拠のない偏見に基づいた嫌悪感や否認の反応――に振り回されてしまうことだろう。その一方で、異なる結果のそれぞれに価値を付与することはたやすいという単純極まりない発想についても、それに合理的な根拠がある場合でさえ、手厳しい批判が加えられる必要がある。帰結主義に欠けているように思われるものは、社会の利益および人間の幸福に関するより洗練された理論である。わたしたちは守るべき重要な価値について深く知ってはじめて、個人の選択や社会政策が真に道徳的価値を有するかどうかを適切に評価することができる。他のいくつかの道徳理論の手を借りることで、このような仕方で帰結主義の計算を改良することができるだろう。生命倫理学における道徳理論の使用法について説明するための準備段階として、以下では続けて他の道徳理論を見ていくことにしよう。

3　義務を果たす

さて、再び占領軍と捕虜となっている村民 80 人がいる村の広場に戻ろう。ただし、今度は捕虜たちに機関銃を向けている兵士の視点から始めることにする。そして、村長が大佐の指示どおりにゲリラ 2 人を殺害したにもかかわらず、大佐が兵士たちに 80 人の捕虜を射殺するよう命令するシナリオを考えてみよう。兵士たちはどう反応するだろうか。兵士としての義務は上官の命令に従うことであるが、中には大佐の命令に背く兵士が出てくるかもしれない。なぜか。一つの理由として、兵士には道徳に反するような命令に従う義務はないというものが挙げられるだろう。このジレンマは現実の戦争においてしばしば見られるものである。たとえば、悪名高いのはベトナム戦争中の 1968 年 3 月 16 日に起こったソンミ村虐殺事件である。これはウィリアム・カリー（William Calley）少尉の命令のもと、アメリカ陸軍の小隊が主に女性、子ども（乳児を含む）、高齢者からなる非武装のベトナム人村民約 500 人を虐待、強姦、殺害した事件である。虐殺を止めようとした 3 人の兵士たちはアメリカ合衆国上院議員から糾弾されたり、匿名の嫌がらせの手紙を受け取ったりした。彼ら 3 人の勇敢さがはじめて認められたのは、虐殺事件が起こってから30年が経った後だった。カリーは罪に問われ当初は終身刑の判決を言い渡されたものの、蓋を開けてみれば3年半自宅軟禁されただけだった。

占領軍の兵士が道徳に反する命令に背くかもしれないことを考慮すると、帰結主義とはかなり異なる種類の道徳理論が見えてくる。それは、結果がどうであろうと道徳的義務を必ず遵守することを要求する理論である。道徳的意思決定に関するこのアプローチは**義務論**（deontology）と呼ばれる（「要請されていること」を意味するギリシア語のdeonに由来する）。義務論の最も強力な擁護者は18世紀ドイツの哲学者イマヌエル・カント（Immanuel Kant）である。カントは「**仮言命法**」と「**定言命法**」を区別した。仮言命法はわたしたちに望ましい目的を達成せよという要求を課す。たとえば、「あなたが健康を維持したいのであれば、定期的に運動をして食事に気をつけなさい」というのがそれである。もちろん、あなたは健康維持に重要性を見出せないのであれば、この命令に従う必要はない。不健康でも好きなように暮らすことが幸せだと考え、ファストフードを食べながらテレビ番組を観る生活を好むかもしれない。このように仮言命法では条件的な服従しか要求されない。対照的に、定言命法では絶対的な服従が求められ、わたしたちの好みや欲求は問題にはならない。カントによれば、定言命法は欲求に基づくのではなく、結果の如何を問わず自分の義務を知りそれに従うことに基づく。カントの考えでは、自分の義務を果たしていることをはっきりと示すことができるのは、自分が*したくない*ことを行うときである。自分の命を賭して大佐の命令に背く兵士はその好例と言える。

では、わたしたちはどうやって自分の義務を知るのだろうか。カントは定言命法の定式をいくつか与えることでこの問いに応じている。第一定式は普遍法則という考えに基づいている。普遍法則とは同じ状況に置かれた各人に例外なく当てはまるものである。それゆえ、わたしたちは何か特定の行動をしようと考えるとき、次のことを自問することになる。すなわち、自分のとろうとするこの同じ行動を他の人が実行し、自分がそこから影響を被る場合を想定したとしても、わたしはその行動をとる意志を貫けるだろうか、と。たとえば、わたしが状況次第で嘘をついても構わないのであれば、他者がわたしに嘘をつくことも状況次第では許容されうるのだろうか。（嘘に関するこの議論には後で再び触れることにしよう。）カントは、わたしたち人間にはこの考えが非論理的であることがすぐにわかるし、嘘は絶対的に禁止されなければならないことが理解できると考えている。さもなければ人々が誠実であるかどうか確信がもてないだろう、と。道徳的に一貫しているかどうかを問うこのテストは、「自分がしてもらいたいと思うことを他人にもしてあげなさい」という黄金律の形にするとより身近に感じられるだろう。

定言命法についてカントが与えている第二定式は、すべての道徳的行為者が力を合わせて調和を保つような社会にしなければならないという考えに集約されるだろう。カントはその社会を「理性的な存在者たちの目的の王国」と呼んだ。わたしたちが自分の義務を果たしていることを知るのは、わたしたち一人ひとりが自分の義務を果たすことでお互いを保護できているときである。このようにわたしたちは一丸となって社会の道徳規則を尊重する。そうすることで、わたしたちは自分の利益だけを追求することをやめ、全員が等しく尊重される社会を築くことができる。この第二定式は、カントの定言命法の最もよく知られた第三定式につながる。第三定式は「人格への尊重」という言葉で要約できる。カント自身の言葉を用いれば、第三定式は「自分の人格や他のあらゆる人の人格のうちにある人間性を、いつも同時に目的として扱い、決して単に手段としてのみ扱わないように行為しなさい」と表現される[1)]。

このカントの理論が強力であるとわかるのは、それが悪や不正義に抵抗する毅然とした道徳的態度をとることを要求し、人権を擁護するよう促すときである。占領軍に支配された村の話に戻ると、人質となった村人たちは占領軍の目的のための「単なる手段」として扱われている。彼ら人質には価値、生存権や自由への権利、自らの運命についての発言権があるなどとは考えられていない。兵士が人質を撃ち殺す命令に背けば大佐によって悲惨な目に遭うことになるだろうから、その命令に背く兵士の動機はもっぱら（兵士としての義務よりもむしろ）悪や不正義を許さないという道徳的義務であるに違いない。同様に、村長も道徳的な命法を遵守しようとすることで大佐に背くことになるかもしれない。ただし、ゲリラ２人の殺害を拒否することは村人の犠牲者を増やすだけだ

1)　カント『道徳形而上学の基礎づけ』（宇都宮芳明訳、以文社、1998 年）p. 129。

と村長は考えるかもしれないので、彼のジレンマは兵士のそれよりもより深刻である。しかしカントならば、確かなものは道徳律だけなのだから村長は大佐の命令に背くべきだと言うだろう。生じるかもしれない結果を計算したところでわたしたちの義務を教えてくれるわけではない。

さて、このカントの理論は、生命倫理学におけるジレンマについてどれくらい役に立つのだろうか。第１章で触れた、人間を人体実験用のモルモットとして扱った事例を想起すれば、人を手段として扱ってはならないとするカント的な命法がそうした人体実験を絶対的に禁止することは明らかである。アメリカ政府は生物兵器の研究を行っていた旧日本軍の軍医たちを（国防という名目で）実験データと引き換えに戦争犯罪者のリストから除外したとき（Harris, 1994）、悲惨な死を遂げた中国人捕虜を自国の安全対策に役立つ実験データを提供するだけの存在として扱っていたのである。さらに言えば、義務を基礎に置くカントの倫理学は、そのような明らかな悪との妥協を禁止するだけでなく、より幅広い影響を生命倫理学に及ぼしている。この理論では道徳的行為者という考えを理論の中心に据えているが、このことは医療倫理学に関する従来の理解を一変させた。「人格としての患者」という考えは治療関係のあらゆる側面において規範と見なされるようになった。その結果、患者による**自律的な**選択に新たな重点が置かれることになり、今度はそれがコミュニケーション、守秘義務、治療法の決定といった医療の重要な側面に影響を及ぼしてきた。この流れについては再び第４章で詳しく取り上げることにしよう。現段階では、各個人に平等な道徳的地位を与える道徳理論が、傲慢さやパターナリズムや職権の濫用などに対抗する強力な武器となることをわかってもらえればよしとしよう。

ところが、このカントの理論にはこれらの利点がある一方で、いくつかの謎や問題が残されている。第一の問題は、この理論は道徳的問題への明快な回答が出ることを安請け合いし過ぎているように思われることである。わたしたちの義務は、この理論で言われるほどにいつも明らかなのだろうか。また、どの道徳規則も例外を許さず絶対的であるというのは本当だろうか？　たとえば、カントの考えでは、真実を告げることはその結果がどうなろうといつでもわたしたちの義務であり、それに例外を認めることは真実の本質を歪めてしまうことになる。カントは、人殺しに追われている人があなたの家に逃げ込み、人殺しがあなたの家に来て人を匿っていないかと尋ねるという架空のシナリオを用いている[2)]。あなたは人殺しに真実を告げるべきだろうか。カントは告げるべきだと言う。というのも、嘘をつくことが善い結果をもたらすとは限らないからである——わたしの家にはいませんと嘘をついても知らないうちに当の本人はすでに窓から逃げ出していて、他を探そうとしていた人殺しとばったり外で鉢合わせになるかもしれず、その場合には嘘をつくことが悪い結果をもたらすことになるからである。わたしたちの義務はあくまでも誠実であることであり、必要であれば人の命を人殺しから守ることも含めて、どんな結果に直面しようとも受け入れることである。

だが果たして、この少々極端な結論は本当に避けがたいものだろうか。どんな嘘でもコミュニケーションの誠実性を損ねてしまうというカントの考えは、人間同士の交流が複雑であることを看過していると思われる。わたしたちは多くの場合、常習的に嘘をつく人と誠実な人を区別することができる。前者の言葉は決して信頼できないが、後者は時にはより重要な道徳的目的のために真実を隠すこともありうるものの、全体的に見て信頼に値する人である（Bok, 1978）。このことを裏づける例は、比較的よくある例（友人の感情を逆なでしないよう「お世辞」として嘘をつく場合）からかなり深刻な例（戦争で捕虜となった兵士が尋問を受けたときに他の人々の命を救うために嘘をつく場合）までたくさんある。

このことは、カントの絶対主義的アプローチが孕んでいる大きな問題に関係している。ある義務は他の義務と衝突する場合がある。さらに、ある状況では複数ある義務のすべてを果たすことはできない。上述した、戦争で捕虜となった兵士が他者の命を救うために嘘をつくという例で言えば、他者の命を保護するという義務は真実を告げるという義務と衝突している。そのため、一応の義務（*prima facie* duties）について語るほうがよさそうである。というのも、特定の状況下でのわたしたちの義務を決定するためにはもっと多くのことをクリアしなければならないからである。医療の例をいくつか挙げてみよう。最初の

2）　この人殺しの話は1797年の論文「人間愛から嘘をつく権利と称されるものについて」に登場する。この論文の邦訳は、たとえば『カント全集13　批判期論集』（谷田信一ほか訳、岩波書店、2002年）に収録されている。

事例は、ある若者が腎臓移植を必要としているというものである。彼にとって最も望ましいのは、親族から腎臓を提供してもらうことだろう。なぜなら、親族であれば血液型が一致する可能性が高く拒絶反応のリスクが少ないからである。そうした中、彼の兄がドナーとして適格であることがわかった。しかし、兄は（躊躇しながら）怖いので臓器摘出の手術は嫌だと医師に打ち明け、このことを家族の誰にも告げないでほしいと医師に頼んだ。というわけで、医師は兄が「ドナーとして不適格」であると家族に告げた。医師の嘘は道徳的に正当化されるのだろうか。それは真っ赤な嘘なのだろうか、それとも「嘘も方便」の嘘なのだろうか？　というのも、兄がドナーとして不適格である理由について医師は何も述べていないからである。では、二つ目の事例として、兄がドナーとして適格かどうかをテストした結果、実のところ彼は両親の子どもではないということが判明したとしよう。医師はこの情報を両親、当人、家族全員に告げるという義務を負うのだろうか、あるいは家族全員に告げないという義務を負うのだろうか？　カント的な答えは、関係者全員に真実を伝えなければならないというものだろう。これはどうも曖昧である。果たして、真実を関係者全員に伝えることが医師の義務なのだろうか？　また、ある種の情報を教えないことは嘘や詐欺と同じことなのだろうか？

これらのジレンマを考慮すると、わたしたちは命令が定言的であるかどうかをいつも簡単に調べうるというカントの考えは、実践ではうまくいかないことがわかる。たしかに、道徳規則の強制力を理解することは重要である。道徳規則というものは慣習や都合の問題でもなければ、わたしたちが気乗りするときだけ従ったり、不愉快になるときには無視したりしてもよいようなものでもない。しかし道徳規則は、カントが想定したような「殺すなかれ」「嘘をつくべからず」「約束は常に守りなさい」といった単純かつ無条件の形で表されるとは限らない。カントの思惑とは裏腹に、これらの道徳規則はそのままの形では普遍法則にはなりえないのである。「自分がしてもらいたいと思うことを他人にもしてあげなさい」という黄金律は、わたしたちの意思決定が偏っていないかどうかを調べるための絶好の試金石となるかもしれないが、それだけでは何が道徳的に要求されているのかは判然としない。たとえば、わたしは自分が末期がんかどうかについて周りの人がわたしに嘘をついてくれることを好むかもしれないが、だからといってわたしはそれをわたしと同じ状況下にいる人全員に適用されるような普遍法則にすることはできない。こうすることを道徳的要請として認めるかどうかは、それぞれの状況に応じて異なるだろう。同様に、殺人は多くの場合において不正であると認めうるとしても、明白な矛盾をきたすことなく（たとえば大量殺人事件の犯人がたまたま居合わせた罪のない人たちを撃ち殺し続けるのを阻止するために）殺人を行うことがわたしたちの義務となる場合もあることも認めうるだろう。絶対的な道徳的要請を定式化するときには細心の注意を払う必要がある。

人々（自分も含む）を目的それ自体として扱い、決して単に手段としてのみ扱わないようにしなさいという、カントによる定言命法の別の定式化を用いれば、もう少しうまくいくかもしれない。ここで留意する必要があるのは、禁止の対象となっているのが人々を単なる手段として扱うことであるという点である。わたしたちは日常、自分の目的を達成するために人々を手段として扱っている。たとえば、バスの運転手はわたしたち大学講師や学生たちにとっては時間どおりに大学に行くための手段である。大学講師は学生たちにとっては興味深く有益な学問について学ぶための手段である。わたしたちが病気になれば、医師や他の医療従事者たちはわたしたちが健康を取り戻すための手段である。性交渉をする相手は子どもを授かるための手段である。しかし、こうした人間関係が道徳的に許容できるものなのであれば、彼らはわたしたちが目的を達成できるよう手助けすることを選択したことになる。バスの運転手、大学講師、医療従事者たちはわたしたちにサービスを提供し、そうすることで報酬を受け取る。しかし、性交渉の相手が子どもをもつことに同意していないにもかかわらず、合意なしの性交渉の被害者となったり、（たとえば避妊をしていないのに避妊をしていると嘘をついたりして）だまされたりした場合には、その相手は子どもを授かるための単なる道具として扱われていることになる。このように考えると、人を単なる手段として扱ってはならないというこの基本的な道徳原則の核心的部分は、他者の**自律**を尊重せよという要請である。自律概念については後でより詳しく議論することにしよう。現段階では、自律とは人々が自分で道徳的選択を行い、自分が正しいと思う仕方で自分の人生を方向づけることを許容すること、あるいは一口に言えば、彼らが自由で道徳的な行為者となることを可能にすることであるとしておこう。

カントによるこの定式化を用いると、道徳的に見て絶対的に禁止されることがいくつかあることがわかる。奴隷制、強姦や理不尽な暴行、殺人、搾取、金銭目的のための詐欺、信頼を裏切ること、なかでも弱い立場に置かれた人を裏切ることなどは無条件に不正である。これらの場合、人々は他者の目的を達成するための単なる道具として扱われている。彼らは人間存在にとって基礎となる性質、すなわち人生において重要である事柄について自ら選択を行い、将来の計画を自ら立て、その選択の結果を自ら受け止めるという能力を、部分的にあるいはすべて奪われてしまっている。この最も基礎的なレベルの道徳的な推論においては、カントはまったく正しいように思われる。しかし後に見るように、問題は基礎的なレベルではなくより具体的なレベルで現れる。これらの絶対的な道徳的禁止事項をわたしたちが知ったからといって、カントが望んだような仕方でまとめ上げられた具体的な道徳規則が日々の生活において手に入るわけではない。

カントの道徳理論にはもう一つ別の問題もある。それは道徳的行為者に関するカントの理性主義的な説明である。これまで見てきたように、カントは理性を道徳の中心に置いている。カントの道徳律は、あらゆる理性的な存在者が普遍的なものとして受け入れうるような道徳規則である。また先に見たように、カントは道徳律である定言命法の別の定式において理性的な存在者たちの目的の王国について触れていた。同じように、カントが行った仮言命法と定言命法の区別は、前者の感情や欲求と後者の理性とを截然と分けることに基づいている。つまり、わたしたちは理性を正しく用いてはじめて道徳律について知り従うことができる、というのがカントの考えである。（カントが感情について唯一譲歩したのは、道徳律への「尊重」を感じることが道徳的に振る舞うことに役立つという点だけである。カントはこの感情を「我が上なる星空」を見て生起する畏敬の念と同じようなものとして説明している。）

しかし、カントの理性主義的な説明は、次の二つの問題があるために道徳的選択について十分に説明することができない。論理的推論（カントはそれをもって理性を意味しているようである）に対する要求が、わたしたちにとって過大であると同時に過小でもあるように思われるのである。第一に、それが過大であるのは、そうした分析的な能力を持ち合わせた人間だけが道徳的共同体の一員と見なされることになるので、カントが要求しているようなレベルの知能を持ち合わせていない大人ならびにすべての子どもたちはその共同体から除外されてしまうだろう。このことは、彼らが道徳的行為者として尊重するに値しないということを意味しているのだろうか。そうであるなら、彼らを単なる手段として扱うことも道徳的に許されるのかもしれない。たとえば、理性をもったエリート集団の目的を達成するうえで役立つのであれば、彼らを奴隷にすることさえも許容されるかもしれない（子どもは基準を満たした理性的能力をやがて獲得するだろうから対象外となるだろう）。当然のことながら、（わたしたちが知る限り）カントはこの結論を望んでいなかっただろう。しかし、カントの論理からすれば、人間の共同体の一員と見なされるかどうかの境界線は、一定の質の理性が認められるかどうかによって引かれることになる。これは生命倫理学に大きな波及効果をもたらすだろう。たとえば、**認知機能障害**をもつ人への治療方針は「標準的な」知能をもつ人のそれとは異なってもよい、ということになりかねない。

第二の問題は、理性ばかりに目を向けることで道徳的生活の重要な部分を捉え損なっているというものである。これはわたしたちへの過小な要求である。経験からわかることだが、きわめて高い知能をもつ人が道徳的に最も称賛に値する人であるとは限らない。高い知能をもつ人は、自分の利益を促進するために計算高く非情な仕方で理性を用いることもできる。あるいは、彼が他者に配慮するとしても、道徳律にうわべだけで従いつつ他人行儀な義務感から他者を助けているのである。こうした義務感だけから行動する人とは付き合いにくいだろう。

このように、カントは理性に基づいた厳格な義務を強調したのであるが、行為の論理的な矛盾や一貫性のなさを見つけ出す能力さえあれば道徳的に行為しうると示唆することで、わたしたちへの要求が過小となっているように思われる。しかし、わたしたちは道徳的行為者にこれ以上のことを期待している。そして、「これ以上のこと」とは理性ではなく感情の領域に属するものである。わたしたちは共感や思いやりを求めるし、さらには賢さには限界があり、意思決定において間違うこともありうるということを受け入れるような謙虚さを求めるのである。つまるところ、わたしたちは善い人物から正しい行為が出てくると感じている。そこで次に、道徳とは善人が行うことであるという考えについて見てみることにしよう。

4　善人になること——徳倫理学

先に、カントの道徳理論が義務を理性に基礎づけたこと、また、それには限界もあることについて述べたが、その問題点から別の伝統的な道徳理論である**徳倫理学**に話を移すことにしよう。この道徳理論は古代ギリシア哲学にまで遡り、とりわけ哲学者であり自然科学者でもあったアリストテレス（Aristotélēs）が提唱したものだと言われている。この理論はやがて、中世の神学者たちが美徳と悪徳のリストを作成し始めた頃にキリスト教神学にも取り入れられた。また、この理論は帰結主義や義務論が道徳的生活を取り扱う仕方に対する不満の声を反映して最近復活を遂げた。徳倫理学は帰結主義および義務論と対比することでうまく説明できるだろう。帰結主義および義務論は「わたしは何をなすべきか？」という問いに答えようとするのに対し、徳倫理学は「わたしはどうあるべきか？」「わたしはどんな人生を送るべきか？」という異なる問いを立てる。このように、問題の焦点は人々が難しい状況下で行う個人的選択や意思決定ではなく、道徳的行為者の性格へと移っていく。

大佐たちに占拠されてしまった村の広場の恐ろしい光景を思い出そう。わたしたちは、処刑されてしまった人々の無残な亡骸を見たときに誰もが感じる恐怖心や嫌悪感に襲われるだろう。ここでいわゆる「嫌悪感」が道徳において重要性を帯びてくる。というのも、わたしたちは嫌悪感から、人々が他者に対して示すような残忍性に反発する場合があるからである。とはいえ、こうした悲惨な光景に反発してもわたしたちが道徳的に正しい選択を下せるわけではない。あなたが医療従事者ならば、苦痛や死に満ちた恐ろしい光景に直面する強さをもたなければならないと感じた瞬間がこれまでにあったに違いない。あなたはそうした場面において自然な恐怖心を抱きながらも医療の専門家らしい態度を保たなければならない。感情に流されてしまうと医療者として適切に振る舞うことができない。しかし同時に、感情に左右されなければ突き放した冷たい態度となってしまう。

これこそ、ゲリラの２人の残党を機関銃で殴り殺すという残忍非道な行為を行うよう命令されたときに村長が抱える心の動揺である。あなたは自分が村長と同じ立場に置かれたとしたら、大佐の要求どおりにはできないだろうと思うかもしれない。つまり、あなたは大佐の命令に従うかどうかさえも考えることができない。なぜなら、あなたは殺人はすべて不正だと信じているだけでなく、どんな危機的状況に追い込まれようとも、残忍非道な行いに手を染めることもできなければ、そうした悪事にかかわってしまった記憶を背負って生きていくこともできないからである。（もっとも、逆に多数の人質を見殺しにしてしまったという罪悪感に苛まれて生きるほうが辛いと言う人もいるかもしれない。）大佐の部下である兵士たちも、人の道から外れた不正義を働くことはできないという強い感覚を抱くかもしれない。村長が命令どおりに残りのゲリラを殺害したのに人質の村人たちを撃ち殺すよう大佐に命令された場合にはなおさらだろう。繰り返しになるが、これは人質たちを射殺するという行為が何かしらの道徳規則に反するということだけでなく、人として決してできないような類の行為でもあるということである。彼ら兵士たちも自分に嘘をついて暮らすような人生を送ることはできないのである。

徳倫理学が捉えようとしているのはこうした理性と感情の混合であり、それはわたしたちの一生を通じて行為指針として働くようなものである。しかし厄介なことに徳倫理学は単一の理論ではなくて、複数の理論の集合体である。しかもこれら複数の理論には類似点もあれば相違点もある。その共通点は倫理を人間本性の不可欠な部分として捉えていることである。どの徳倫理学も、わたしたちの本当の人間性の表現こそが倫理であると考えているのである。ここで「徳」という中心的な概念が登場する。今のわたしたちにとって「徳」という言葉は、凡人の人間性を越えた（ネルソン・マンデラ（Nelson Mandela）やマザー・テレサ（Mother Teresa）のような）英雄や聖人といった特殊な人々を指す語のように聞こえるだろう。しかし、これはギリシア語の「徳」（アレテー arête）が意味するものではない。アレテーはものの本質的な機能を意味する。したがって、刃物の徳（「よい」刃物）とはよく切れることである。（外科医が使用すれば人を治療することになり、殺し屋が使用すれば人を殺すことになるが、どちらの場合にもよく切れれば刃物の徳は維持されていることになる。）それゆえ、有徳な人物とは例外的な人物ではなく、自分の本性に従って忠実に生きているごく普通の人々である。そして、彼らは人の道を外れるような行為はしない。

では、わたしたちの本当の本性とは何なのだろうか？　ここで徳倫理学における理論それぞれの違いが浮き彫りになる。アリストテレスにまで遡る古典的な理論は、知性的徳と倫理的徳という二つのタイプの徳を提示する。知性的徳は理性的動物としてのわたしたちの本性を反映したものであるが、論理的推論の能力以上のものから成る。わたしたちには科学的発見をしたり技術革新をしたりするうえで役立つタイプの推論能力に加えて、経験とともに成長し熟慮ある道徳判断を下すことを可能にするようなタイプの実践知（ギリシア語のソープロシュネー sophrosune）が備わっている。倫理的徳はこの知的能力を補う。倫理的徳は理性と感情の混合物であり、習慣的な仕方で行う行為であり、子どもの時からの経験と訓練によって開発されるものである。倫理的徳があるおかげで、自分の生活および他者との関係が円滑になる。こうした倫理的徳の特徴は「中庸」である。中庸とは不足と過剰の間の適切なバランスのことである。たとえば、勇気は倫理的徳であるが、それに対応した悪徳は臆病さ（不足）と軽率さ（過剰）である。勇気とはこれら両極端のものの中間にある。同じように、節制とは、暴飲暴食と禁欲主義との中庸である。勇気や節制に加えて他の「主要な」徳は思慮深さと正義である。伝統的なキリスト教神学はこれら四つの徳目に信仰、希望、愛の三つの「神学的」徳を加えて、さらに合計七つの徳に対応する悪徳（すなわち「七つの大罪」）を付け足した。

それゆえ、「わたしはどのように生きるべきか」という問いに対する徳倫理学の答えは、これらの徳を涵養し悪徳を避けよというものである。しかしながら、こうしたリストを作成することは少々恣意的で無駄なように思われるかもしれない。こうした記述を貫く何らかの統一テーマはないのだろうか？　つまり、それがあるおかげでわたしたちがある人物を善人だと、すなわち、優れた判断を下したり他者と助け合いながら暮らしたりする信頼できる人物だと、記述できるようになるような統一テーマである。現代の徳倫理学者たちは人間の限界点を現実的に認めつつ、人間の徳の統一テーマを説明しようと試みてきた。このことはわたしたちが生身の人間としての弱さをもっていることや、人生の節々で他者に依存せざるをえないことを許容することを意味するだろう。それはまた、わたしたちが自分の人生に何らかの意味や目的を見出す必要があることも認めるだろう。そして最後に、わたしたちはそのおかげで、自分や愛する人々がいずれこの世から姿を消すことになるという事実を受け入れることで、限りある命と向き合うことができるようになる。これらすべてに通底するのは自己実現の感覚（「よい魂をもつこと」を意味するギリシア語のエウダイモニア eudaimonia（幸福））である。この感覚の由来は自分の人生がこれまで価値あるものであり続け、時には失敗もするが、他者の生活にも何かしらよいものをもたらしてきたという知識である。人間としての能力を発揮するというこの考えを説明する別の用語は「人間性の開花（human flourishing）」である。これは、利己的、暴力的、悲観的な行為をしていたら人間性が善い方向へと向かっていくことはできないという考えと結びついている。

徳倫理学と生命倫理学を結びつけうる方法はいくつかある。最もよくある方法は、患者から信頼され、医学生や研修医にとって優れた模範となるような「有徳な医療者」を説明することである。この説明は実践上役に立つだろう。しかもそれは疑いもなく専門教育に関係する。よく知られているように、専門教育においては、講義を通じて学習する専門家の理想像よりも周囲からの圧力や先輩医療者のやり方から学ぶ「課外授業」のほうが大きな影響力をもつ。しかしここで問題となるのは、医療専門職自体を賛美し過ぎることである。つまり、医療の専門家だけが医療の倫理的理想を具現化しているかのように考えて、専門的知識のない一般の人々よりも優れているとして彼らを崇めてしまうことである。（以下で触れることになるが、これは徳倫理学につきまとうエリート主義の問題である。）

それに対抗するためにも、「有徳な患者」なるものの含意についてよく考えてみる必要がある。専門家の視点から見れば、「有徳な患者」という言葉は、従順で不満も漏らさず、逆境にもめげず快活である患者だけでなく、医師の医学的判断に疑問を決して抱くことのない患者、すなわち扱いやすい患者を表すのにも用いられることが多い。しかし、先述した現代の徳倫理学はきわめて異なる視点を提供する。その提案によれば、患者は医療従事者にとっての道徳教師となりうる。というのも、患者はわたしたちに人間の弱さ、病気、障害、目の前の死などにどう向き合うべきかを教えてくれるからである。医療の専門家の英雄的行為よりも、患者の勇気、忍耐、親切心のほうが、人間であるとはどういうことかをうまく説明してくれる場合がある。

さらに、徳倫理学が生命倫理学と結びつくのは、徳倫理学が道徳的選択や道徳的ジレンマに直面するという一時的な出来事よりも、道徳的生活全体を問題にするからである。第1章で見たように、WHOの影響もあって、健康の社会的、政治的、環境的要因の相関関係が重視されるようになっている。生命倫理学は、救急医療のドラマでよく見られるような医療を病気や怪我の治療と捉えるモデルに囚われることなく、医療の提供、不健康となる環境要因、一生を通じて人間の健康を左右する社会生活のあり方といった問題にも取り組み始めた。倫理に関して帰結主義および義務論が採るアプローチの弱点は、道徳を孤立した道徳的選択の問題、すなわち「わたしは何をなすべきか？」という問題として記述していることにあった。徳倫理学はわたしたちに自分の人生全体の質について個人的視点からだけでなく社会的視点からも考慮するように促すことで、わたしたちの視野を広げてくれる。人生の目的や価値に関する難問に取り組まない限り、正しい選択とは何かが理解できないだろうと徳倫理学は指摘する。このように徳倫理学は、現代の生命倫理学が扱っている複雑な問題に取り組むためのより豊かな理論を提供しているように思われる。

しかし、帰結主義や義務論と同様に、徳倫理学にもいくつかの問題がある。第一の問題はすでに触れたものである。すなわち、徳倫理学はすべての人間がもつ普通の能力について説明していると主張するが、実際にはエリート主義的で空想的であるかもしれないという問題である。すべての人が自己実現したり、意義ある人生を送ったり、他者を助けたり、平然として死に直面したりできると期待するのは果たして妥当なのだろうか？　これらの多くはいわゆる「道徳的運（moral luck）」（Nagel, 1979）の問題に関係するだろう。上述したように、道徳的な性格の形成は幼少期の頃からの訓練と習慣の問題である。とすれば、幼少期に貧困状態を体験したり、育児放棄されたり、犯罪や暴力が日常茶飯事である環境に置かれたりした子どもについてはどうだろうか。言うまでもないことだが、人それぞれ育ちも人生経験も、そしておそらく性格特性も大きく異なる。だとすれば、他者と調和した人生を送ること、自分のすることに達成感を抱くこと、「よい死に方」をすることが万人にとっての規範であるとどうして言えるのだろうか。他者に深刻な危害を加えることを避け、危害を加えてしまった場合にはその償いをするだけでは十分ではないのだろうか？　しかも、そのような理想主義にはさらなる問題もある。「善き生」という概念は階級や権力者に左右される恐れがある。善き生を具現化しているのはオックスフォード大学の教師なのだろうか、それともノッティンガムの炭鉱作業員なのだろうか。善き生とは（英国放送協会（BBC）初代会長の）リース卿のような仕方で上品なクラシック音楽と洗練された政治解説を嗜むことなのだろうか、それとも場末の酒場で楽しい夜を過ごすことだろうか。人間にとって基本的な善を構成するものを趣味の問題からどうやって区別できるのだろうか？

これらは深刻な問題である。権力を握る人たちが自分たちの価値観を社会に押しつけ、他の価値観の入り込む余地をなくすことを自分たちの使命だと考える場合にはなおさらそうである。歴史を紐解けば、このような価値観の押しつけは、自分の描く理想的社会から詩人を追放しようとした『国家』におけるプラトンの計画から、現代の共産主義をはじめとしたイデオロギーに基づいた国家に至るまで数多く見受けられる。この問題については次節で**コミュニタリアン**（共同体主義）倫理学を説明するときに再び取り上げることにしよう。現段階では次のことに留意しておけばよいだろう。すなわち、わたしたちは人々の善良さに重きを置き、その善さから行為の正しさの根拠を与えようとする徳倫理学を歓迎すべきではあるものの、同時にその扱いには細心の注意を払う必要がある、と。善い人生についての構想を練り上げることと、それを他者に押しつけることとは別問題なのである。

第一の問題と関連しているが、徳倫理学の第二の問題は「徳」や「悪徳」の説明が文化によって異なりうるということである。明らかに、アリストテレスが徳ある人物のモデルとして想定していたのはアテネの自由民だったのであり、そのモデルには女性、奴隷、外国人は含まれていなかった。やがて徳倫理学は強力な文化的影響のもとに置かれることになったが、なかでも注目すべきはキリスト教の影響であり、それは中世の神学者トマス・アクィナス（Thomas Aquinas）がアリストテレス哲学をキリスト教に導入したことに端を発する。たしかに、徳倫理学の復活に寄与した現代の哲学者たちの多くはカトリックの背景をもっている。しかし、徳倫理学擁護論が特定の文化や信仰を前提として組み込んでいないのであれば、そのこと自体には問題はない。このように、アリストテレスの議論のもつ性差別的で人種差別的な偏見を受け入れることなく、彼の強力な徳の中庸説を採用することができる。同じように、他者愛（アガペー）といったキリスト教的な考えが正義感や慈悲心といった徳のより現代的な説明に影響を与えたことは確かだが、神の介入や宗教的信仰がなくてもこれらの徳を身につけうるのであれば、宗教的な影響も問題ではない。

文化的影響と文化帝国主義は違うということは強調しておく必要がある。由来がどうであれ、ある思想がすべての文化で通用するほど一般化可能かどうかが重要な問題なのである。この一般化可能性の問題は、メディアや企業のグローバル化が進んだ現代ではなおさら喫緊の課題となっている。ある社会の出来事を世界中の人が知ることができ、またそこから影響を受けるかもしれない場合に、倫理的な問題をもはや特定の文化の問題として片づけることはできない。基本的な人間の価値について広く受け入れられる説明を与えようとする試みの最も顕著なものは、国際連合の世界人権宣言である。これは、第二次世界大戦終結後、戦犯法廷での裁判数が増える中で、基本的な人道主義的基準に訴える必要性から起草された。自分の肌の色を変えることができないのと同じように、わたしたちは自分の文化から完全に逃れることはできないが、自分の文化を越えて考える方法を見つけようと努力することはできる。真に普遍的な徳倫理学なるものがあるならば、きっとその手助けをしてくれることだろう。

徳倫理学の第三の問題とは、徳倫理学はあまりにも曖昧なので、わたしたちが生命倫理学、そしてより広く倫理学で直面するような倫理的ジレンマについて明確な解決策を提示することができない、というものである。徳倫理学がわたしたちに教えてくれることはと言えば、わたしたちは有徳な人が自分たちと同じ状況に置かれたらそう行為すると思われる仕方で行為しなければならない、ということだけである。しかし、これが倫理的ジレンマに対する答えであるとは到底思えない。占領された村の村長について言えば、わたしたちは村長がゲリラ２人の殺害を選択してもしなくても彼のことを有徳な人物だと見なすだろう。村長はどうしようもない状況の中でも最善を尽くそうと努力している善意と思いやりに満ちた人である。村長が人質を救出しようとしている点を評価する人もいれば、悪人である大佐に与しない点を評価する人もいるかもしれないが、いずれにせよ、村長のことを悪徳と呼ぶ人はいないだろう。徳倫理学に対するこの第三の批判は的を射ているように見える。しかし、そもそも徳倫理学は特定の状況で何をなすべきなのかを教えることを目的とはしていない。徳倫理学の目的は道徳的意思決定のための正しい文脈を設定すること、正しい意思決定を下すのに大半の事例で信頼できるような人物を育むこと、そして人道主義的な考えが普及している社会を築き上げることである。したがって、多くの論者が提案しているように、道徳的行為を評価し導く方法についての完全な説明を得るためには、徳倫理学だけでなく意思決定に基づいた理論（帰結主義あるいは義務論）も必要なのである。したがって、結局のところ問題はどの理論、すなわち帰結主義か義務論のどちらが徳倫理学にとって最善のパートナーなのか、ということになる。この問題には本章の最後のほうで再び触れるが、その前に、最も優れた規範理論の座をうかがう別の二つの理論を紹介しなければならない。すなわち、コミュニタリアン倫理学とリバタリアン倫理学である。続く二つの節でこれらの理論を検討し、その後で暫定的な結論を提示することにしよう。

5　兄弟愛と姉妹愛――コミュニタリアニズム

　フランス革命のスローガンは自由・平等・友愛であった。コミュニタリアン倫理学が実現しようとしているのは３番目の「友愛」、すなわち「兄弟愛」である。この節の見出しのように一方の性に特定することのない別の言葉で言うと、それは団結あるいは社会の紐帯である。このアプローチの主な評価基準は、個人の行為や意思決定が社会の善を保証するかどうかである。社会における個人は社会の一般意志に従わなければならない。事実、自分１人の利益を求めることが許されるのは、それが同時に社会の利益になる場合だけである。この考えはアリストテレスにまで遡る。周知のように、アリストテレスは社会で暮らすことを本性とする人間を「政治的動物」と説明した。アリストテレスは続けて「社会で生きることができない者、あるいは自分１人で暮らしていけるので社会を必要としない者は野獣か神のいずれかであるに違いない」と述べている[3)]。18世紀フランスの哲学者ジャン・ジャック・ルソー（Jean-Jacques Rousseau）はこの考えを『社会契約論』（*Du contrat social*）の中で発展させた。ルソーによると、真の民主主義は一党支配である。なぜなら、政党は対立する利益集団と妥協するだけだからである。こうした派閥政治の代わりに、各人が党路線からではなく自分自身の信念から投票を行う人民総会において「一般意志」が形成されるべきである。いったん一般意志が形成されれば、人民はその意志に従わなければならない。一般意志は人民の総意だからである。

全体主義国家が力とごまかしによって市民を「人民の総意」に従わせてきた過去2世紀を振り返れば、一般意志という考えは危険なほど理想主義的であり、実際のところ圧政になりかねないと思われても仕方がないだろう。しかしこの考えにも見るべき点はある。わたしたちはまず、社会と区別される「個人(self)」とは誰なのかをよく考えてみる必要がある。明らかに、わたしたちは孤立した存在ではなく、各人が自分の生を完全に支配しているような自分だけの世界に生きているわけではない。それどころか、わたしたちの暮らす社会はわたしたちの選択や行動の自由を保障するだけでなく、それらに制約も課す。イギリスの政治哲学者トマス・ホッブズ（Thomas Hobbes）が述べたように、社会がなければわたしたちの生活は「孤独で貧しく、きたらなしく、残忍で、しかも短い」[4)]。秩序ある社会がなければ、わたしたちは自分の人生を自分の思う通りに切り開くこともできない。わたしたちの全精力は苛酷な環境の中で何とか生き抜くことだけに注がれることだろう。さらに言えば、わたしたちが自分の個性やアイデンティティだと見なしているものの大部分は、さまざまな社会的要因――わたしたちの記憶となり、態度を形成し、人生の目標を与えてくれる家族、隣人、学校、民族、歴史的出来事――の産物なのである。しかし、だからといって、わたしたちには選択の自由がないとか、わたしたちの意思決定や行動はすべてあらかじめ決定されている、というわけではない。そのことが意味しているのは、わたしたちは自分たちの選択の幅を自ら設定したわけでも、選択を左右しうる影響を自ら生み出したわけでもない、ということである。以上のような理由から、わたしたちがどのような道徳的行為者になるかは、わ

3)　アリストテレス『政治学』（牛田徳子訳、京都大学学術出版会、2001年）1253a、p. 10。
4)　トマス・ホッブズ『リヴァイアサン　第1巻』（水田洋訳、岩波書店、1954年）第13章、p. 211。

たしたちの暮らす共同体の特徴に左右されることになる。わたしたちの選択の幅は想像しているよりも狭いのである。

このようなわたしたちの生活の基本的特徴から、コミュニタリアン流に社会的紐帯を強調することがなぜ重要なのかを理解することができる。わたしたちの個人的な生の質はわたしたちの暮らす社会の性質と密接に関係している。そして、わたしたちの関心事は、自分たちの共同体がその成員みんなに利益をもたらすことである。しかし、コミュニタリアンのアプローチのいくつかが間違った方向に向かってしまうのは、共通善への画一的なアプローチを採用し、社会の秩序を守るだけで共通善が促進されると考えてしまうからである。この道を進んで行けば、それは全体主義や専制主義になりかねない。わたしたちはその道を採る代わりに、それぞれ異なる目的をもつ共同体の多様性に着目する必要がある。ある共同体は弱い立場に置かれた人々を保護することを目的としたり、別の共同体は国家レベルや国際レベルで正義を促進することを目的としたり、さらに別の共同体は近隣の共同体との争いごとを調停することを目的としたりするかもしれない。哲学者のカール・ポパー（Karl Popper）はこのアプローチを「ピースミール・エンジニアリング（piecemeal engineering）」[5]と呼び、「社会の最も大きく差し迫った敵」に対する防壁となると考えた（Popper, 1974）。

このような視点から眺めてみると、コミュニタリアン倫理学は、生命倫理学の問題に対して可能な解決方法の社会的側面を強調することによって、わたしたちのアプローチを強化できるかもしれない。また、後の章でも触れるが、コミュニタリアン倫理学がとりわけ説得力をもつのは、わたしたちが保険医療供給の正義について考慮するときである。しかし、コミュニタリアン倫理学はすでに紹介した帰結主義や義務論などのアプローチとは異なり、包括的な道徳理論を提示しているわけではない。とはいえ、コミュニタリアン倫理学がもつ力は占領された村のシナリオにおいても見ることができる。村長の苦悩の原因の一つは村の長としての責任感である。村長は自分の価値観だけに基づいて選択

5）漸次的社会技術とも訳される。社会の小さな問題を一つひとつ段階的に解決することによって、漸進的に社会を改良しようとする社会科学の方法のこと。マルクス主義に代表される歴史主義が社会全体の改革が可能と考えたことに対抗する方法として、イギリスの科学哲学者カール・ポパーが提唱した。

するわけにもいかないし、自分が救えるかもしれない人命の数の計算だけに基づいて決断するわけにもいかないだろう。こうした計算の背後には、大佐がゲリラを処刑する執行人として村長を選んだ象徴的な意味が込められていた。つまり、村長は村を代表して、村全体が占領軍に対する抵抗運動に反対していること、また大佐の意向に完全に従うつもりであることを示すよう求められていたのである。とりわけもしあなたが社会的責任のある地位に就いているならば、自分の将来だけに関係する選択がいかに少なく、自分の人生が他者の人生といかに強く結びついているかを実感できるだろう。イギリスの詩人ジョン・ダン（John Donne）は「瞑想録」第17番――誰がために鐘は鳴る――で以下の詩を綴っている（1624年発表）。

人は誰しも孤立した島にあらず。人はみな大陸の一片、全体の一部なり。（Donne, 2002）

しかしその一方で、コミュニタリアンのアプローチにおいては個性が脅かされかねないという危惧は依然として残る。次の第3章では、生命倫理に関する道徳的選択の正しさを決定するために、個人の文化的、社会的、宗教的背景をもちだす生命倫理学のアプローチを紹介する。その際に、個人の自由と社会の要求のバランスをどうやってとるのかという問題をより掘り下げて考えることにしよう。その前に、個人の自由を制限する立場に真っ向から反対する倫理について触れておくことにしよう。

6　自由に生きるかさもなくば死を――リバタリアニズム

本節のタイトルは、米国ニューイングランド地方にあるニューハンプシャー州の標語である。この標語はアメリカ独立革命の精神をよく捉えている。1776年のアメリカ独立宣言の一節を紹介しよう。

われわれは自明の真理として、すべての人は平等に造られ、造物主によって、一定の奪いがたい天賦の権利を付与され、そのなかに生命、自由および幸福の追求の含まれることを信ずる[6]。

奪うことのできない権利としての自由をこのように強調することは、**リバタリアニズム**、あるいはリベラルな個人主義と呼ばれる倫理学のアプローチの基本となっている。この理論は、先ほど紹介したコミュニタリアン倫理学の対極にあるものとして理解できるだろう。リバタリアニズムは、社会の統制を受けない個人の自由を強調し、国家や社会が個人の選択や意思決定に干渉できる範囲を厳格に定めようとする。功利主義を紹介した箇所ですでに触れたが、個人の生活への非干渉を強く訴えた有名な哲学者はジョン・スチュアート・ミルである。ミルは誉れ高い『自由論』（*On Liberty*）という小著の中でこう述べている。

> 文明社会のどの成員に対しても、その人の意志に反して正当に権力を行使しうるのは、他者への危害を防止するという目的に限られる。物理的なものであれ精神的なものであれ、当人の利益になるからといって干渉することは十分な理由とはならない……自分自身、すなわち自分の肉体や精神については、その人は主権者なのである。（Mill, 2004, pp. 33-34〔邦訳 24-25 頁〕）

この文章はミルの他者危害原則として言及されることが多い。この原則は、たとえば自殺、自発的安楽死、（成人だけに関する）性的嗜好、子どもをもつかどうかの選択などに関する生命倫理学の議論において、実践的な結論を支持する根拠としてたびたび用いられてきた。この原則はまた、危害がまったくないとは言い切れない（と主張されている）革新的な科学技術に関する政策決定にも影響を及ぼしうる。具体例を挙げれば、生殖型**クローニング**、**生殖細胞系列の変更**、寿命を延ばすことを含めた**人間のエンハンスメント**の技術などがそれである（これらの技術をめぐる問題については第4章および第5章を参照）。リバタリアニズムがしばしば批判の矛先を向けるのはいわゆる予防原則である。予防原則とは、実際に悪い結果が生じるどうかは不確実ではあるが、それでもその可能性は否めないことを理由にして、個人の選択や新しい政策を制限しようと

6）高木八尺・末延三次・宮沢俊義編『人権宣言集』（岩波書店、1957 年）p. 114。

する原則である。リバタリアニズムはそうした制限に真っ向から反対する。

リバタリアニズムの中でも極端な立場は国家権力に対して厳しい制約を課し、国家権力がわたしたちへの倫理的責務を負っているのは各人の権利を保護することだけであると主張する。したがって、課税は一種の合法化された窃盗と見なされ、自分のことは自分で何とかすべきであるのだから、他者の福利についてあれこれ世話を焼くことはわたしたちの道徳的責任には含まれないことになる。この理論は、ジレンマに置かれている村長の役に立つだろうか？　村長の自由への侵害を最小限に留めうるような解決法を模索することを除いては、どうやら何もなさそうである。この極端なリバタリアニズムからすれば、村長は人質たちや村全体への倫理的責任をもはやもっておらず、自分が生き残ることだけを考えればよいことになってしまう。

しかし、リバタリアニズムの中でも穏健な立場は、自律尊重というカント的な考えと同調している。ここで20世紀の政治哲学者アイザイア・バーリン（Isaiah Berlin）の用語を借りて、消極的自由と積極的自由という二つのタイプの自由を区別することができるだろう。ミルの他者危害原則は非干渉としての自由を強調する。わたしたちは他者を害する原因とならない限り、いかなる制約も受けることなく自分で自分の選択を行うことができる。これは「消極的自由」に分類できる。他方、人々の選択力を強化するような条件とはどんなものだろうか。この条件は人々に特定の生き方を強要すること（コミュニタリアニズムにはこの危険性がありそうだが）なく、人々により広い選択肢の幅を与えることであろう。これを「積極的自由」と呼ぶことにしよう。自由のこの側面の重要性を認めるならば、個人の選択の基本的価値を台無しにすることなく、より大きな個人の自由という名のもとで、人々の生の質を改善することを目的としたプロジェクトに取りかかることができる[7)]（Berlin, 1958）。

極端に個人主義的なリバタリアニズムと比べると、この穏健なリバタリアニズムには道徳的行為者に関するより豊かな理論を盛り込む余地がある。自律を

7）補足すれば、バーリンの言う「消極的自由」とは国家権力や社会による強制・干渉の欠如としての自由であり、「積極的自由」とは自分が自分を律している・支配している状態としての自由である。前者はミル的な非干渉の自由として、後者はカント的な意志の自律（今風に言うと自己決定）の自由として語られることが多い。

「したいことをする」というような任意の選択として捉えるのではなく、他者から押しつけられることなく自ら選んだ価値へのコミットメントとして捉えるならば、人の健康と福利を改善することは自律を強めるためのプロジェクトとなる。自分だけでなく他者の健康と福利をも改善するという目的を達成するには、個人的責務と社会的責務の両方が伴う。アメリカ独立宣言の精神においてすべての人が等しく自由を追求できることは、自由を謳歌できる社会を皆が責任をもって築き上げることの重要性を見過ごしてよいことを意味するわけではない。これを生命倫理学と結びつけてみれば、リバタリアニズムが提起する問題によって、わたしたちは自律と正義の意味についてより深く考えるよう求められていることがわかる。たとえば、基本的人権の一つとしての健康という概念は、人間の自由と健康との重大な結びつきと関係づけることができるだろう。健康と福祉サービスの国民皆保障のない社会において明らかなように、個人が自由に能力を発揮することを妨げる障害物を取り除くよう措置を講じなければ、人間の自由を保障するという主張は空虚なものとなってしまうのである。（この問題については第6章でより詳しく扱うことにしよう。）

7 バランスをとる——医療倫理の四原則

さて、わたしたちは本章で論じてきた道徳理論をどう判断すればよいのだろうか。具体的に言えば、生命倫理の問題に取り組むうえで役立つような仕方でこれらの道徳理論を理解する方法はあるのだろうか？　おそらくその答えは、各道徳理論がそれぞれ長所と短所をもっていることを認めつつ、それらのバランスを見出そうとすることにあるだろう。これはトム・ビーチャム（Tom L. Beauchamp）とジェイムズ・チルドレス（James F. Childress）が『生命医学倫理の原則』（*Principles of Biomedical Ethics*, 2012年）の中で採用したアプローチである。ビーチャムとチルドレスの考えによると、わたしたちは異なる文化のすべての人が承認できるような共通道徳を見出すことができるし、その共通道徳から生命倫理学の適切な出発点として役立つような四つの原則を見つけ出すことができる。その原則とは、自律尊重原則、無危害原則、善行原則、正義原則である。

ビーチャムとチルドレスの四原則がどういうものであるのかを詳しく見ていく前に、これらの四原則に関するよくある誤解と誤用について触れておく必要がある。ビーチャムとチルドレスは、道徳的問題を解決するためのマニュアルの類を提供しているわけではないとはっきり断っている。彼らが提供しているのは、生命倫理学における道徳的問題に取り組むうえで直面せざるをえないような問題を整理する方法だけである。四原則のそれぞれが具体的な状況下でどのように役に立つのかを理解するには、多くの作業が必要となる。しかしながら、医療従事者たちは、臨床現場の問題に取り組むための手頃なマニュアルやガイドラインを参照することに慣れ親しんでいる。たとえば、「気道評価、呼吸評価、循環評価、中枢神経障害評価、脱衣と体温管理」という外傷患者を対象にした一次評価のポイントを覚えやすくした「ABCDE」は、救急医療においてチェックリストして用いられている[8]。臨床倫理においては、ビーチャムとチルドレスの四原則がこの種の手引きを提供するものとして引き合いに出されることが多い。そのため、この四原則はビーチャムが勤めているジョージタウン大学にちなんで「ジョージタウン・マントラ」とも呼ばれることがある。しかし、これはビーチャムとチルドレスが意図したことではまったくない。彼らは四つの原則間でバランスをとること、あるいは（法哲学者のジョン・ロールズの用語を借りて）「反照的均衡」の必要性を説くとともに、生命倫理学が扱う多様な状況で四原則を役立たせるためには、問題をより明確化することが必要であることを主張した。さらに、ビーチャムとチルドレスによれば、四原則の間に優劣や優先順位はあらかじめ決まっていない。これは特に重要である。というのも、ビーチャムとチルドレスは従来他の三つの原則よりも自律尊重原則に優先度を与えていると批判されてきたからである。これらのことを踏まえ、生命倫理において理論を実践で応用するうえで、四原則がどのように役に立つのかを順番に見ていくことにしよう。

自律尊重原則

自律概念は先ほど手短に紹介したカントの道徳理論、さらには個人の自由を

8）日本で用いられているABCDEアプローチの名前の由来は、Airway, Breathing, Circulation, Dysfunction, Exposure & environmental controlの頭文字である。

強調したミルの『自由論』に関する説明において触れたので、読者にはすでに馴染み深いだろう。ビーチャムとチルドレスによれば、自律尊重とは他者の選択について寛容な態度をとることだけではなく、他者の選択を行う能力を確保し強化するような対策を講じることも意味する。しかし、彼らがカントと袂を分かつのは、自律尊重原則をすべての理性的存在者が遵守しなければならない普遍的な道徳律としては捉えていない点にある。むしろ彼らの考えは、カントのものよりも、他者危害とならない限りで自分の価値観や信念に基づいて行動できる自由がなければならないと主張したミルの見地に近い。この点については、治療停止、患者への守秘義務、公衆衛生政策に関する意思決定の問題を後で取り上げるときに詳述することにしよう。

無危害原則と善行原則

二つ目の原則である無危害原則は「何はともあれ人に危害を加えるべからず（*Primum non nocere*）」という医療に携わる人にとっての古代からの格言に由来する。この原則は研究倫理に関係するだけでなく、より広く医療の実践（たとえば医師が拷問に加わること）や、さらに広く人の健康を害するような社会政治的な方向性（たとえば産業公害、環境破壊、地球温暖化など）にも適用される。ビーチャムとチルドレスはその原則を説明する際に医療の実践に限定して語っていたが、本書は生命倫理学全体を見渡そうとしているので、より広く社会政治的な問題も含めることにしよう。

善行原則が無危害原則と深く結びついていることは明らかであるが、前者は他者に善いことを行いなさいという積極的な要請を強調する点で後者から区別できる（善行は単に快く善いことを行うことや、善意をもって他者に接することを意味する「慈善（benevolence）」と混同してはならない）。わたしたちは善行を実践するとき、単に自分たちが他者に危害を加えないように心がけるだけでなく、他者に危害が及ぶのを防ごうとしたり、有害なものを取り除こうとしたり、他者の福利を積極的に増進しようとしたりする。これらは医学および医療の主要な目的と見なすことができる。そして、善行を実践しないことは、患者が医療従事者へ寄せている信頼を裏切ることと見なされうる。言うまでもなく医療の実践には危害が伴うことが多い。たとえば、健康に害を及ぼすかもしれないような副作用のある強力な抗がん剤を使用する場合などである。この理由により、危害と利益のバランスが重要となる。

善行原則が行き過ぎてしまうと医療上の「パターナリズム」と呼ばれる問題が出てくる。強いパターナリズムは、人々がある治療を望んでいない場合でも「あなたのためだから」という理由で強制的に治療を施すことを指す。これについて考えてみると、強いパターナリズムに基づいて行為することは、善行原則からの要求に合致しうるかもしれない一方で自律尊重原則とは齟齬をきたしてしまうので、この問題はそう簡単には解決できないことがわかる。両者の原則を同時に満たすことはできないから、どちらかを選択しなければならない。

正義原則

四番目の原則である正義原則は原則間の衝突をさらに招きやすい。帰結主義的な計算（これが無危害原則と善行原則の基礎となっていることは明らかである）が、正義ないし公平性の大きな問題を惹起することはすでに見たとおりである。あらゆる人々が自らのニーズに応じて等しい尊重と配慮をもって処遇されるべきであるのならば、ある1人の利益を（あるいは社会の大多数の人々の利益だとしても）最大化することが残りの人々を不公平に扱うことになる状況で、そのような最大化をもたらすことは道徳的に許されないだろう。たとえば、ある患者の命を救えるかもしれない非常に費用のかかる治療法が利用可能であるとしよう。しかし、医療資源にはいつも制約がつきものなので、その治療法をある患者に提供することは異なる医療ニーズをもった他の患者の治療を台無しにしたり、さらにはその命を危険に晒すことになったりするかもしれない。利益と費用を公平に分配することは正義の基本的特徴の一つであるが、それは見込まれる個人の利益や危害を算出することとは異なる道徳的推論、しかもより要求の高い道徳的推論を要求するのである。

原則間のバランスを保つこと

それでは、ビーチャムとチルドレスの四原則アプローチは、生命倫理におけるジレンマを解消する方法を見つけるのに役立つのであろうか。このアプローチが適切に理解されるならば、答えはおそらくイエスである。すでに注意を促したように、四原則アプローチは容易に誤解され誤用されてしまう。四原則は焦点となっている問題を分析するのには役立つが、特定のジレンマについての答えを提供するわけではない。特定のジレンマを解決するには、それぞれの状況において生じている道徳的問題を認識し、利用可能なさまざまな道徳理論を参照する必要がある。たとえば、わたしたちは次のような問いを立てる必要がある。より正義に適った結果をもたらすために個人の選択を制限することは、この状況下では正当化されるだろうか？　どの意思決定によって、影響を被る人々の危害と利益の最良のバランスがもたらされるだろうか？　この状況におけるわたしたちの義務とはどんなものであり、その義務は全員の権利を尊重するといったわたしたちの社会の基本的価値とどう関係しているのだろうか？

わたしたちに確信を抱かせてくれるような手早く確かな結論を出すことが残念ながらできないという理由で、先に説明したようなやり方は倫理を実践する方法として心許ないように思われるかもしれない。しかし、自分たちが尊敬し認めている他の人々も、どうしたら正しいバランスをもたらすことができるのだろうかと同じように悩んでいる。このことを知れば少なくとも慰めにはなる。医療においてであれ道徳においてであれ、最も危険な人とは、不確かな状態に陥るということがどういうことかをまったく知らない人のことである。ここで再び徳倫理学が登場する。すなわち、わたしたちは自分たちに必要な種類の実践知を不足と過剰の間の中庸に見出すのである。このことを念頭に置きつつ、この後のいくつかの章では、生命倫理学上のさまざまな問題に関する意思決定の詳細を見ていくことにしよう。

読書案内

本章で論じた哲学理論をより深く知るには、Nigel Warburton の *Philosophy: The Basics*（Routledge, 2012〔5th ed.〕）〔ナイジェル・ウォーバートン『哲学の基礎』栗原泉訳、講談社、2010 年（4th ed.）〕を参照してほしい。生命倫理学に関連性をもつようなカントの議論については、Onora O'Neill の素晴らしい著作である *Autonomy and Trust in Bioethics*（Cambridge University Press, 2002）を紐解くのがよいだろう。その他の大半の道徳理論を扱った論文集としては、

Ashcroft, Dawson, Draper ら編の *Principles of Health Care Ethics*（Wiley, 2007）がある。徳倫理学（および次章で紹介するケアの倫理）については Evans 編 *Critical Reflection on Medical Ethics*（Jai Press, 1998）に収録されている拙稿「徳倫理学としての『ケアの倫理』」を参照（Campbell, 1998, pp. 295-305）。一般的なイメージに左右されることなく原則中心主義について理解したいのであれば、先述した Ashcroft ら編の論文集に所収されている Tom Beauchamp の論文、あるいは最新版の Beauchamp and Childress, *Principles of Biomedical Ethics*（Oxford University Press, 2012〔7th ed.〕）〔『生命医学倫理 第5版』立木教夫・足立智孝監訳、麗澤大学出版会、2009年（5th ed.）〕を読むのをお勧めする。なお、インターネット上で哲学的な概念や理論を検索するには、スタンフォード哲学事典（http://www.plato.stanford.edu）が最も便利である。

驚かれるかもしれないが、ユーモアも生命倫理学の根底にある哲学理論の要諦を捉えるのに役立つことがある。たとえば、Cathcart and Klein, *Plato and a Platypus Walk into a Bar: Understanding Philosophy through Jokes*（Penguin Books, 2008）〔トーマス・カスカート、ダニエル・クライン『プラトンとかものはし、バーに寄り道――ジョークで理解する哲学』前沢敬訳、武田ランダムハウスジャパン、2008年〕を肩の力を抜いて読んでみてほしい。

第3章

多様な視点

1　はじめに

第1章で、道徳理論は生命倫理学の「心臓部」であると説明した。これはもちろん比喩である。比喩というものは、わたしたちの理解を助けてくれることもあれば邪魔をすることもある。単に自分の心（臓部）に従うだけでは、これまで疑問視したことのなかった自分の考え方も含めて自分の偏見に気づくことはできない。生命倫理学をさまざまな西洋の哲学的伝統の語彙によって説明することで、わたしたちはその全体像の重要な部分を捉えそこなっているのかもしれない。そこで、（先の比喩を改め、）その全体像を適切に捉えるためには生命倫理学を「説明する」仕方に変更を加える必要があるかもしれない。自分の見方が自分の文化的前提によって歪められているとしたらどうだろうか。あるいは、男性であれ女性であれ、自分の見方が知らず知らずのうちに自分の性別によって狭められてしまっているとしたらどうだろうか。さらに言えば、自分の見方が自分の宗教的信念（あるいはその欠如）によって左右されているとしたらどうだろうか。本章では、豊かさと多様性のある、生命倫理学のより完全な全体像を手に入れることを期待して、生命倫理学のさまざまな視点を紹介することにしよう。わたしたちが、世界には文化の多様性があることに気づき、多くの異なる文化的伝統間で相互に理解し尊重し合いながら生きることを学ぶ必要がある場合には、これらの視点はとりわけ重要である。

最初に、近年生命倫理学に大きな影響を与えているフェミニズムのアプローチを紹介する。このアプローチは、医療政策や生命倫理学における多くの議論で見え隠れするジェンダーバイアス〔性別に由来する偏見〕を克服しようと試みる。次に、医療における治療とケアを対比しつつ「ケアの倫理」の視点を取り上げる。最後に、現在のグローバル化した世界における文化の多様性ならびに宗教的信念の多様性から生まれるさまざまな視点について考察する。

2　ジェンダーをめぐる課題——フェミニズムのアプローチ

生命倫理学におけるフェミニズムのアプローチから始めることにしよう。疑いもなく、世界中の女性たちは健康問題について過度の負担を背負っているだけでなく、病気を患っていたり障害をもっていたりする人たちの世話についても不平等な負担を強いられている。WHOの比較的最近の報告書によれば（World Health Organization, 2009）、高所得国の女性は生物学的・行動学的な優位性のために男性よりも長生きであるが、とりわけ低所得国においては、ジェンダー差別とその結果としての教育、収入、雇用、医療サービスへのアクセスに関する不平等の影響がこうした優位性を上回ってしまう。そのうえ、女性にとって性や出産に関する問題は特に深刻である。WHOの報告書はそうした状況を以下のようにまとめている。

> グローバルな視点で見ると、出産年齢の女性の主な死亡原因はHIVウイルスによるエイズである。女児や女性は、生物学的な要因とジェンダーに基づく不平等の組み合わせからHIVウイルスに特に感染しやすい。これは、女性がHIVウイルスの知識を得ることを制限し、女性がより安全な性行為について相手と交渉できず自分自身を守れないような文化ではなおさらそうである。低所得国や中所得国におけるその年齢の女性たちにとって、死や障害の最も重大な危険因子は避妊法と安全な性交の欠如である。これらの因子から望まない妊娠、危険な中絶、妊娠や出産時における合併症、HIV感染をはじめとした性行為による感染症といった問題が出てきてしまう。暴力は女性の性や出産へのさらなる大きなリスクであるが、それによって精神障害や他の慢性的な健康被害がもたらされることもある。（World Health Organization, 2009, p. xii）

貧しい国に住む女性が怪我をしたり不健康になったりする別の主な原因は、不十分なキッチン設備による火傷や煙の吸入による呼吸障害である。ジェンダー差別問題は低所得国や中所得国の方がより深刻ではあるが、より所得の高い国においても見受けられる。そこでは、女性が医療サービスを利用しにくかったり、家族の一員である高齢者や障害者の世話をするときに、不平等な分担を強いられたりするという一定のパターンが見られる。さらに言えば、ジェンダーバイアスは医学研究においても見受けられる。男女関係なく服用されることになる医薬品の臨床試験であっても、男性だけを対象にして実施されることが通常である。この方針は治験に資金援助している製薬会社が採っているものだが、それは治験に参加する女性が（知らず知らずのうちに）妊娠しているかもしれず、そうした女性に治験薬を与えてしまうリスクを回避するためである。この製薬会社の方針にはサリドマイド薬害事件が大きな影響を及ぼしている。サリドマイドは催眠薬であるが、妊娠時のつわりを軽減するのにも効果があるとされていた。しかし、それを服用した妊婦から生まれた胎児の多くに重度の身体的障害が見られた。これがサリドマイド薬害事件である。

ジェンダーの違いに基づいたこれらの不正義の事例が、生命倫理学におけるフェミニズムのアプローチの出発点となった。このアプローチは、意識的であれ無意識的であれ、生命倫理学の主流派がジェンダーバイアスを現在の医療制度や医療実践に持ち込んでしまった仕方を社会的・政治的に批判することに主眼を置いている。これは単に、生命倫理学の理論がこれまで社会正義の問題に対して十分な注意を払ってこなかったという問題ではない。フェミニズムによる批判はそれよりももっと深遠である。その批判によれば、生命倫理学全体がジェンダーバイアスに汚染されている。つまり、生命倫理学は文化的な意味での男性的思考法によって支配されており、生命倫理的問題への別のより女性的な取り組み方を蔑ろにしているのである。言い換えれば、生命倫理学は男性にとってより重要だと思われるような問題に優先度を与えているだけでなく、男性が正しい解決法だと考える仕方で問題に取り組んでもいるのである。

先に進む前に、フェミニストたちが第2章で紹介したような道徳理論とは別の理論を提示しているわけではないことを強調しておく必要があるだろう。事実、フェミニズムのアプローチにはさまざまな理論が含まれうる。むしろ、わたしたちはこのアプローチによって、自分たちの注意が向く方向を変えたり、立てる問いのいくつかを見直したりするよう促される。その結果、男女間の権力関係がアンバランスであることが、健康や福祉のあらゆる側面に微妙な仕方で影響を及ぼしていることをわたしたちは理解するのである。この点をもっと明瞭に理解するために、生命倫理学におけるフェミニズムの文献（ならびにフェミニズム一般の文献）に登場する重要な概念のいくつかを紹介することにしよう。それは、周辺化（marginalization)、身体化（embodiment)、エンパワーメント（empowerment)、関係依存的自律（relational autonomy）である。

周辺化

先に触れたWHOの報告書では、女性は健康と寿命に関して男性よりも生まれながらに優位である一方で、文化的・社会的な要因によって女性のニーズが満たされなかったり女性の健康が害されたりすることで、その優位性は台無しになってしまうということが指摘されていた。この問題の大部分は性差別主義的態度に由来する。性差別主義は女性を男性よりも身体的、知性的、さらには道徳的に劣った存在として捉える。こうした女性差別的な分類によれば、女性は生まれながらに男性に従属する存在であり、男性の要求を満たすために創造されたが、同時に男性を誘惑し無分別にしてしまう危険な原因にもなる。旧約聖書のアダムとイブの物語がそうした男尊女卑の典型例であり、そこでは蛇の言いなりになってアダムを堕落させたのはイブであった。しかし、今日でも教育、投票権、雇用や賃金の平等な処遇といった基本的人権を女性に与えない政策の例は広く見られる。こうした周辺化の最も極端なものが、夫婦間レイプや「女子割礼」(性的快楽を抑制し、婚前交渉を防ぎ、性行為のときに男性の快楽を高めるために若い女性の女性器を外科的に切除すること）のような身体的虐待である。

こうした抑圧が、フェミニストたちと他の周辺化された集団のための正義を求める人たちの間の連帯感を生み出している。後者の集団とは、たとえば民族的な理由で抑圧されている集団、知的あるいは身体的に障害をもつ人々の団体、ゲイ・レズビアン・トランスジェンダーの共同体などである。これらすべてにおいて、（正しい振る舞い方を示す明示的あるいは暗黙の社会規範についての）主流派が他を一掃する勢いで強力な潮流を保持している。流れの周辺でその社会規範に従わない人々は、川のほとりに放置された漂流物と見なされ、彼らの価値観は蔑ろにされ、そのニーズは無視されてしまう。そのため、生命倫理学におけるフェミニストは自分たちのことをまずもってジェンダー差別のために無力化された人々の擁護者だと見なしている。（ただし、フェミニストとなるには周辺化された集団のメンバーでなければならないわけではないので、中には男性もいる。）彼らの多くは変化を起こすために、自ら生命倫理学の主流派に入り込み、中からその流れを、すなわち重要な問題が定義され議論される仕方を変える必要があると考えている。生命倫理学の主流派に影響を与えようとするこれらの試みのおかげで、主流派の中にはそれでもほとんど注意を払っていない人も残ってはいるが、「周辺化」のようなフェミニズムが提示する概念は多くの注目を集めるようになってきている。

身体化

フェミニストたちは、生命倫理学の理論家たちの多くが合理主義的な議論ばかりしていることに反対して、生命倫理学においては身体が中心的であるべきだと示そうとしている。道徳の問題に取り組む際の男らしさと女らしさについてのよくある固定観念によれば、男性は理性的で、客観的で、感情を抑制でき、普遍的だと言えるような道徳問題を理解することができるとされる。一方、対照的に、女性は感情的で、口を出し過ぎで、依怙贔屓しがちであり、自分の判断がもたらす影響力の程度を理解する能力に限界があるとされる。これらの想定上の相違点についてはケアの倫理を紹介するときに再び触れることにするが、こうした短絡的な対比の危険性をここで理解しておく必要がある。この種の対比は二元論と呼ばれる哲学的アプローチを反映している。二元論の起源は17世紀の哲学者であるルネ・デカルト（René Descartes）にまで遡ることができ、それは精神と身体をまったく異なるものとして捉える（心の哲学を研究していたギルバート・ライル（Gilbert Ryle）の説明によれば、二元論は人間を「機械の中の幽霊」と見なすのである（Ryle, 1949））。二元論によると、精神だけが真理を知りうるのであって、身体は精神の入れ物に過ぎない。また、感情は身体側に原因をもち、この点で身体は明晰判明な思考の障害となる場合がある。

第2章でカントの道徳理論を説明したときに、理性と感情を截然と切り離してしまうことによって道徳理論の豊かさが失われてしまい、ひいては道徳的生活が理屈ばかりで人間味のないものになってしまいかねないことについて触れた。フェミニストたちは「身体化」という概念を強調することで、理性と感情のバランスを積極的に調整しようとしてきた。その考えによると、わたしたちは理性の能力を放棄して感情に流されるままになるばかりではなく、わたしたちのあらゆる体験が身体によってもたらされること、固有な人生を歩んできたかけがえのない人間としての自分を認識することが身体および身体と環境の相互関係に深く結びついていることを理解している。わたしたちは幽体離脱し、精神だけで活動しているわけではない。身体がなければ、アイデンティティもなく自分が誰であるのかさえわからないだろう。

女性は月経、妊娠、出産、授乳を通して自分の身体の存在を痛感するものだが、そのため女性は男性と比べて二元論の陥穽に陥ることが少ないのだろう、と考える人もいるかもしれない。しかし男女問わず、自分の身体から逃れることはできない。哲学者の中には、身体はある種の牢獄であり、わたしたちが真に自由になるためにはその牢獄から脱出しなければならないと考える者もいる。しかし、わたしたちはそう考えるのではなく、自分たちが身体化されていることを受け入れることで、より大きな自由を手に入れることができる。このことを次項で見ることにしよう。

エンパワーメント

先に論じた周辺化は、身体的な形をとることが多い。そこでは、女性の身体は男性のそれよりも劣っている（また道徳の崩壊をもたらす）と見なされ、肌の色が異なる子は家柄からはじき出され、（能力に関する社会基準から見て）身体的能力が劣っている人は家に置いておく価値があまりない人として見なされる。医療の場面においても、身体が嫌悪感や困惑や羞恥心の原因となっているような例は、個人のレベルでも社会のレベルでもたくさんある。自傷行為（たとえば身体の一部に傷をつけたり火傷を負わせたりすること）や**拒食症**（食物を摂取せず身体が痩せていく摂食障害で、死に至ることも多い）の極端な例を見れば、とりわけ若い女性にとって身体がいかにして自己嫌悪の原因となりうるのかが理解できるだろう。社会的態度においても似たような例が見られる。極端な例を挙げると、女性は宗教の教えから顔を含めた身体全体を覆い隠さなければならない場合がある。逆の極端な例では、女性は（そして男性も）もっと魅力的な容姿を手に入れられるという美容整形の謳い文句に誘われて、社会的成功を目指して自分の身体に注射をし、穴をあけ、外科的に「彫刻」してもらう場合もある。当事者はそう認識していないかもしれないが、これらはすべて自らの権限を失う例である。権限の喪失と身体化の関係をとりわけ痛感しているのは身体障害をもつ人々だろう。彼らの身体能力は社会の大多数の人々のそれとは異なるため、社会から疎外されたり物理的な制約に悩まされたりする。このような環境では、彼らは自分の潜在能力を十分に発揮することはできない。

エンパワーメント（権限付与）は、容姿と道徳的・社会的価値を結びつける悪しき習慣を断ち切ったときに達成される。このことは、社会的態度と生活環境の両方における劇的な変化を伴う。しかしそれはまた、自分の身体を受け入れること、すなわち、自分の身体的特徴等について自尊心をもつことをも意味する。フェミニズムは次のように主張して、進むべき道を示している。女性は自らの生物学的な性質を賛美し、男性の肉体的な強さへの服従におびえることなく自ら力や権威を生み出し、身体の違いだけに基づいて劣った存在と見なされることに異議を唱えることができる、と。これまで見てきたフェミニズムによる指摘はさまざまな社会的差別に当てはめることができるだけでなく、これまで疑問視されることのなかった医療政策や福祉政策の前提を抜本的に問い直すよう生命倫理学に求めることにもなるだろう。

関係依存的自律

フェミニズム思想には、倫理学における個人主義を拒絶し、社会的関係に由来する規範を強調するというもう一つの重要な特徴がある。この点で、第２章で紹介したコミュニタリアニズムとフェミニズムは軌を一にするところがある。抑圧的な社会構造に対するフェミニズムの批判は、ひいては自律を個人の自己決定ないし選好充足と同一視するような自律論をも標的とすることになる。こうした自律論で理想とされる個人の選択権は、結局のところ社会の権力者の特権でしかないというわけである。したがって、差別を受け抑圧されている人々が自らの価値観から選択できる方法を真に見出しうるような状態を生み出すのにはまったく適していない。

「関係依存的自律」という概念は、わたしたちが相互に依存関係にあることを強調している。わたしたちは家族、文化、強力な社会的・政治的な力の影響から完全には逃れることができない。したがって、この概念に基づいて目指されるのは、個人が充実した人生を送るために能力を開発していくことに制約を課すような社会的決定因子の力を弱めることである。たとえば、家父長制社会では、女性は一生を通じて家族の世話や介護といった仕事しかできないだろう。彼女たちには、より豊かで主体的な人生を送るための勇気を与えてくれて、その手段を見出すのを手助けしてくれる周りの人々ないし支援団体が必要である。社会的な関係性から完全に自由に自分の人生を決定できるような孤立した人間は、哲学者の空想に過ぎない。しかし、現実社会の支援団体は、個人の自律性を高めるための変化をもたらす手段となりうるのである。

要約しよう。生命倫理学における問題設定のあり方を変えようとするのが、フェミニズムのアプローチの特徴であると言えるだろう。ジェンダー差別であれ、他の形での偏見や不正義であれ、生命倫理学の問題を描き出す方法ならびに解決する方法に影響を及ぼしている部分的にしか見えない社会的な力を見逃してはならない、とフェミニズムは論じる。たしかに、それでもわたしたちは、議論を形成し可能な解決法を見出すために一定の理論を必要とする。しかし、そうした理論が有用であるのは、わたしたちが生命倫理の問題を生み出している制度や専門家の実践に目を向け批判し続ける場合に限られる。生命倫理学へのフェミニズムのアプローチは、わたしたちの問題の立て方がそもそも間違っているという可能性に常に留意するようにと教えてくれるのである。

3　ケアするかしないか、それが問題だ

前節で見たように、フェミニズムは、人々が抑圧的な社会環境から自ら抜け出すことを支援し権限を付与してくれる人々の存在を重要視していた。こうした考えは、生命倫理学において「ケア」という概念を中心に据える別の視点にも関係している。このアプローチもまた人間関係を倫理の中心に置くので、あ

る意味ではフェミニズムから派生した視点だと言えるかもしれない。ケアの倫理を唱えている主要な論者であるネル・ノディングス（Nel Noddings）の説明によれば、それは「倫理や道徳教育への**女性的な**アプローチ」である（Noddings, 1984, 強調は引用者）。しかし、ノディングスの説明はフェミニズムにとって問題含みである。思い出してほしい。フェミニズムが問題視したのは男らしさや女らしさという固定観念である。ノディングスの説明は、より冷静沈着な（もちろん男性の）医師は治療（キュア）を、（女性の）看護師は介護（ケア）をといったように、医療においても男性には男性の、女性には女性の役割があると強調したい人たちの思うつぼにはまってしまうように思われる。このようなジェンダーにまつわる固定観念は、看護師として働く男性や医師として働く女性が多い今の医療現場を考えるとまったくもってナンセンスである。とはいえ、強力な固定観念はそれでも根強く残っている。

ノディングスのケアの倫理の基盤をなしているのは、男性と女性とで道徳的意思決定の方法が異なることを示そうとしたキャロル・ギリガン（Carol Gilligan）のよく知られた研究である（Gilligan, 1982）。ギリガンの研究によると、女性の場合、倫理的なジレンマに直面したときの意思決定を左右するのは具体的で個人的な人間関係へのコミットメントであるが、男性の場合には、それは一般的な道徳原理に照らし合わせて解決すべき問題となる。したがって、倫理への女性的なアプローチは、常に具体的な状況や事例に即したものとなる。（このため、人間関係が異なれば、道徳的意思決定も異なることになるだろう。）対照的に、あらゆる事例に適用可能とされる普遍的な原理から考えることは、（ギリガンの見解によれば）男性的な意思決定方法である。

しかしながら、ケアの倫理はこうしたジェンダーの区別を取り入れる必要はない。（いずれにせよギリガンの研究は発表以来、深刻な問題が指摘されてきた[1]。）わたしたちはその代わりに、第2章で紹介した徳倫理学の道徳理論を違う角度から眺める視点を提供してくれるものとして、ケアの倫理を捉えることができる。わたしたちは「有徳な」医療従事者について語るとき何を求めて

1）たとえば、ギリガンの議論は「女性には女性の役割がある」といったようにジェンダーを固定化・本質化する本質主義の傾向があると見なされ、フェミニズムが掘り崩してきたジェンダー役割を再び強化しかねないといった批判を受けてきた。

いるのだろうか？　もちろん、わたしたちが求めているのは、先ほど触れたような男性的な道徳的意思決定法と女性的なそれを（アリストテレスの中庸のように）適切なバランスで混ぜ合わせたものである。求められているのは、わたしたちの問題を客観的に検討できる知識・知性・能力をもつ医療従事者である。感情に流されてしまうことで、患者を助けたり医療の問題を明確に捉えたりできない医療従事者は求められていない。しかしその一方で、わたしたちは単なる「事例」として扱われたくないとも思っている。事例として処理される場合、わたしたちは人として注意を向けられなかったり、自分たちの問題が生じた特殊な事情を看過されたりすることになるだろう。わたしたちは、病気に苦しみ死に直面しているときに手を差し伸べてくれる人たちに対して、冷静で偏りのない臨床の判断だけでなく、温もりや共感や敬意も求めているのである。

こうした医療の「ケア」の側面はますます重要になっている。なぜなら、治療介入の範囲が急激に広がっている現代の医療では、治療は必ず可能であるという誤った考えが流布しているからである。この幻想（医療従事者と患者の両方がこれを抱くことがある）から、完治できなければ治療は失敗であるという考えが生まれ、その結果、死に抗うために次から次へと積極的な介入が無駄に行われてしまう過剰な治療へとつながりかねない。医療を実践するときには、治療に固執する代わりに、終末期の患者や慢性疾患をもつ患者に適切なケアを提供する能力にも着目すべきである。ここに、ケアの倫理に立脚した視点が出てくる。この視点は、意思決定のタイプだけでなくその方法にも影響を及ぼしうる。それはまた、患者と医療従事者が長期的な関係を築くことをも促しうる。

ケアの倫理の視点を説明する一つの方法は、人々の「世話をすること（caring for)」と人々を「気にかけること（caring about)」を区別することである。両者は他者へのコミットメントを必要とする点では似ているが、微妙な違いもある。世話をすることはきわめて身体的で技能的である場合がある（集中治療室での患者の世話には高度な技能が求められるが、それを看護師が実行する場合がその典型例であろう）。他方、「気にかけること」はもっと個人的なことであり、医療従事者により大きな要求を突きつけるかもしれない。それは能力の問題を超えて、患者の世界に足を踏み入れること、患者にとって何が重要で、何を恐れ何に希望を抱いているのかを知ること、患者が抱く苦しみに圧倒されるのではなくそれを部分的に分かち合うこと、歩む道が回復か死かを問わず患者にとって信頼できる伴侶となることを医療従事者に要求する。医療のこの側面は最もやり甲斐のある仕事であると同時に、最も継続することが難しい仕事でもある。このため、新生児集中治療室（そこでは両親がそうしたケアを必要とする）、小児がん病棟、緩和ケア室において医療従事者が「燃え尽きてしまう」ことがよくあることは驚くことではない。これらの事例では、病院のスタッフは近寄り過ぎず遠ざかり過ぎずのアリストテレス的な中庸を見出そうとしなければならないが、そのバランスを毎回うまくとることは難しいだろう。

このように、生命倫理学にとってケアの倫理は重要な視点の一つではあるが、困難な意思決定を行うときに結論へと導いてくれる道徳理論に比肩するとまでは言えない。その代わりにケアの倫理は、苦痛で負担も大きい困難な意思決定を下す人に救いの手を差し伸べることができる。ケアの倫理は心の態度や習慣を描き出す。それは、男性であれ女性であれ、他者が大きな苦痛と喪失感を体験するような状況で働くことを決意した人々にとって必要なものである。

4 文化と宗教

文化や宗教が倫理に及ぼす影響について考えると、別の視点のいくつかが浮かび上がってくる。わたしたちは、普遍的あるいはグローバルな生命倫理学についてどの程度語ることができるのだろうか？　実は、この問いは徳倫理学やフェミニズムのアプローチを紹介した際に触れたものだが、ここであらためて取り組むことにしよう。わたしたちの道徳的信念や意思決定が生まれ育った特定の文化的背景に左右されること、そして、多くの人にとってこの背景には宗教的伝統に由来する信仰や実践も含まれることは、誰も否定しないだろう。しかし、これらの影響はどの程度規範とされるべきなのだろうか。わたしたちはみな、生まれ育った文化と信念体系から抜け出すことはできないので、人類共通の道徳はありえないと考えるべきなのだろうか？　そんなものはありえないという見解は、倫理的相対主義と呼ばれる。倫理的相対主義によれば、普遍的な道徳律なるものは幻想である（そして、普遍的な道徳律に訴えることは、大抵の場合、一つの文化の道徳的信念を他の文化に押しつけるための隠れ蓑である）。

たとえば、アジア圏の記者や政治家の中には、人権運動を文化帝国主義の一種――伝統に基づいてより階層的で権威主義的な社会である東洋社会に対して、西洋のリベラルな価値を押しつけるもの――として捉える人もいる。

しかし、倫理的相対主義には深刻な問題がある。第一の問題は哲学的なものである。もしすべての信念が相対的であるならば、「すべての信念は相対的である」という信念も相対的でなければならない。だとすると、倫理的相対主義が普遍的に真であるとなぜ言えるのだろうか。倫理的相対主義者にとってはそうなのかもしれないが、他の人にとっては倫理的普遍主義も同じく真でありうるだろう。（この難問は次のような古代からある嘘つきのパラドックスを思い起こさせる。あなたは道で1人の男に出会った。その男は「すべてのクレタ人は嘘つきである。かく言うわたしもクレタ人である」と話した。彼は真実を述べているのだろうか？　もし真実を述べているとすれば、彼はクレタ人であるから嘘をついていることになってしまう！）

倫理的相対主義に対するより実践的な反対意見は、倫理的相対主義の出す結論の中には到底受け入れることのできないものがある、というものである。その強力な例は先に「周辺化」の節で触れた女子割礼である。ある文化では割礼の対象となる女の子の母親がその実践を受け入れているわけだが、それは割礼をしないと娘が結婚できなくなると恐れるからである。しかし大半の社会はこの実践を法律で禁じている。女子割礼の実践を禁止するよう求めることは、文化の違いに無神経だとか、文化帝国主義だということになるのだろうか？　もちろん、こうした要求は、割礼という恐ろしい危害から少女たちを守り、彼女たちの権利を保護するための介入として説明できるだろう。（ただし、この種の危害を生じさせてしまう社会状況を克服することはそう容易いことではない。たとえば、若い女性へのレイプが日常茶飯事である国では、母親は自分の娘がレイプ犯に狙われないように故意に娘の顔や胸に火傷を負わすということが知られている。この実践も確かに不正ではあるが、若い女性が安心して暮らせる社会を実現するのには何年もかかるのである。）倫理的相対主義を受け入れることができないことを示す別の例は、人種差別である。南アフリカに住む一部の文化集団の道徳的信念だったからといって、アパルトヘイトは道徳的に許容可能だろうか？　この信念もまた、道徳的に見て相対的な問題であるようには思えない。各個人の市民権や政治的権利を肌の色を問わず保障することには道徳的価値がある、ということは普遍的に認められている。

以上のような理由から、文化的影響についてはそれが道徳の重要な一部を構成すると語るだけに留め、それが道徳の大部分を占めるのだから普遍的な道徳的価値を求めることは無駄であるという見解は斥けた方が無難だろう。生命倫理学における文化の違いに関する議論は、主として、生命倫理の問題への東洋と西洋の取り組み方の違いとして捉えられるが、この違いはあくまでも想定上のものに過ぎない。そこで、西ヨーロッパやアメリカ合衆国に由来するものとは大きく異なるような「アジアの生命倫理学」があると言えるのかどうかが問題となる。次に、この問題について少し考えてみることにしよう。

東洋と西洋の出会い

アジアは人口ランキング国別上位七ヵ国のうち五ヵ国を含み、その総人口は世界人口の6割にも及ぶ。また、主な世界的宗教、すなわちヒンドゥー教、仏教、ユダヤ教、キリスト教、イスラム教はすべてアジアを起源とする。さらに、アジアでは伝統的な医術が広く実践されており、その中でも中国伝統医学（漢方医学）やインド伝統医学（アーユルヴェーダ医学）が有名である。と同時に、情報伝達能力の急速な発展と貿易のグローバル化によって伝統的な文化に劇的な変化がもたらされ、アジアの国の中には世界経済の牽引役を担う国も出てきた。アジアでは西洋医学も高度に発展しており、アジアの多くの国々は質が高く安価な医療を提供することで世界中から患者が集まる「医療ツーリズム拠点」として成功している（しかしこの成功は、海外の患者を受け入れる民間の医療機関を支援するために公的機関の資金や人材がそこに流れてしまうので、自国民への医療提供が疎かになってしまうという代償を払って手に入れられたものであることが多い）。

アジアの変貌、大きさ、多様性、急速な発展を考慮すると、「アジアの」生命倫理学なるものが具体的にどのようなものなのかを想像することは難しい。とはいえ、それを明確化しようとする努力は続けられている。そこでは通常、個人の自律、個人の権利、契約や交渉に基づく正義に力点を置く西洋の生命倫理学との対比がなされる。これに対して、アジアの生命倫理学は秩序ある社会に見られるような社会的調和に基づき、個人の権利よりも義務をより重要視し、個人的選好よりも家族や全体としての社会の福利を優先する特徴があるとされる。このようなアジアの生命倫理学は「家族志向型コミュニタリアニズム」としてまとめることができるだろう。

しかしながら、このような西洋と東洋の価値観の截然たる対比は、両者を単純化し過ぎているように思われる。すでに見たように、個人の自律を強調し過ぎることは、フェミニストやコミュニタリアンを含む西洋の理論家の多くから批判されてきた。同じように、カントの倫理学は権利と同程度に義務を強調し、徳倫理学は調和とバランスを重要視している。さらに言えば、アジア圏の論者たちは社会的秩序を強調し過ぎる危険性について警鐘を鳴らしてきた。なぜなら、社会的秩序を過度に強調することは、家庭や医療における家父長制を助長したり、市民社会での反対意見を抑圧したりすることになりかねないからである。アジア諸国の伝統的な価値のいくつかは、社会における個人の地位についてバランスのとれた見解をもつのに役立ちうる、と考えるのがより穏当なアプローチだろう。このようなアプローチであれば東洋と西洋のどちらにとっても有益である。

儒　教

この穏当なアプローチを説明するにあたって、アジアの多くの地域において大きな哲学的・社会的影響力をもっている思想の一つについて詳細に見ることにしよう。それは儒教である。儒教は2500年以上の歴史をもつ中国の古代哲学であるが、現在もなお活発に研究され応用されている。儒教の特徴の一つは、それがジレンマを解消することを目的とした道徳理論ではないという点にある。(また、儒教は通常は宗教として説明されることもない。) 儒教はむしろ仁の実践に関わる。仁は狭く解釈すると特定の善行の徳を意味し、広く解釈すると他のすべての徳を包括し方向づける倫理的志向性を意味する。「儒家生命倫理学」を唱えているルーピング・ファンは、儒教を以下のように説明している。

> 儒教道徳は徳を志向した生活様式に埋め込まれており、儀式や作法（礼）によって維持される。その眼目は、物議を醸す問題を解決することにではなく、

むしろ徳ある人間として生きるとはどういうことかを適切に理解することにある。(Fan, 2012)

この引用から、儒教と徳倫理学の結びつきを明白に見てとることができる。しかし、儒教に特徴的なのは礼ないし儀式・作法を強調する点である。それらには倫理的、審美的、宗教的な側面があり、わたしたちが有徳な振る舞いに対して抱く感情、価値観、態度を表すのになくてはならないものと考えられている(Cua, 2002 を参照)。たとえば葬式のように、多くの儀式は家族に向けられたものである。たとえば挨拶の習慣のように、他の儀式は他者との関係に対応するものである。他の社会規範と同じく、伝統的儀式は変化する状況に応じて実施されたりされなかったりする。儒教的視点から言えば、重要なのは儀式への参加から正しい倫理的精神を育むこと、また、参加する際にそうした精神をもつことである (Chong, 1999)。精神と形式はいずれも、人格の形成ならびに人生の意味を見出し豊かな人生を歩むための人間関係の構築にとって不可欠なのである。

思いがけないことに、この古代の教えから生命倫理学を捉える別の視点が出てくる。それは、個人や家族が解決法もなく避けることもできない怪我や病気という試練にどう立ち向かっていけばよいのかについて、昔からの知恵と儀式の力に訴えることで洞察を与えてくれる。この視点については、生命倫理学に特有のジレンマのいくつかを説明しながら後の章で扱うことにしよう。ここではこの視点が本節の次の項、すなわち生命倫理学における宗教の位置づけと結びついている点だけを確認しておくことにしよう。

宗教と生命倫理学

精神分析学者のエーリッヒ・フロム (Erich Fromm) によれば、宗教はその信者に「構えの体勢と献身の対象」という二つのことを与える (Fromm, 1950)。この考えを生命倫理学に応用するならば、宗教と生命倫理学の関係について二つの可能性を見てとることができるだろう。第一に、宗教は生命倫理に関するジレンマを異なった仕方で捉えて、世俗的な道徳理論に由来するものとは異なる解決法を提示しうるだろう。第二に、宗教は価値観や意思決定の中身には影響を及ぼさないかもしれないが、道徳的に振る舞う動機は与えうるだろう。（献身の対象に由来する動機というこの第二の特徴は、イエス・キリストが最も重要な戒律と呼んだ次のようなキリスト教の伝統に示されている。すなわち、「心を尽くし、精神を尽くし、力を尽くし、思いを尽くして、あなたの神である主を愛しなさい、また、隣人を自分のように愛しなさい」である（『新約聖書』「ルカによる福音書」10章27節）。）

さて、世界の五大宗教を簡単に確認することにしよう。これらの中には（道徳的生活を促すだけでなく）倫理の中身についてより直接的に迫るものもあれば、倫理的要件の中身よりも一定の生き方の実践と順守だけに注視するものもある。

しかしその前に、いくつか明確にしておくべき点がある。宗教がその信者たちにとって重要であるという限定された意味においてでなく、他の人々にとっても生命倫理学に関連性をもちうるのであれば、それはどのような仕方によってなのだろうか。宗教はわたしたちの多元的な現代社会——しかもその多くでは信者の割合はかなり小さい——においてどのような地位をもっているのだろうか？　世俗的な市民社会に、宗教的観点が入る余地はあるのだろうか？　ここには二つの問題がある。第一に、宗教の教義と生命倫理学の扱う価値の関係はどうなっているのか、第二に、人々は宗教に促されて道徳的に振る舞うよう動機づけられるという主張には根拠があるのか、である。

第一の問題は、プラトン（Plato）の対話篇の一つ（『エウテュプロン』）における議論にまで遡る。ソクラテス（Sôkratês）はその中で、あるものは神が命じたから正しいのか、それとも正しいから神が命じたのか、という問いを立てる。この問いから考えると、人々は「神の御心に従って」あることをした（あるいはしなかった）と言うとき、何を言おうとしているのだろうか？　何が正しいのかは信者だけが知りうると言いたいのだろうか。それとも、信仰は道徳に優越するので、たとえ自分たち（あるいは他者）が不正だと考えても、神が命じることなら何であっても常に行うと言いたいのだろうか。（後者の典型例は、神がアブラハムの信仰心を試そうとして彼に一人息子のイサクを生贄に捧げるよう命じた旧約聖書の逸話である（『創世記』第22章）。）しかし、宗教の信者たちも含め多くの人々は、これら二つの主張のいずれにも同意しないだろう。彼らは、何が正しいことなのかを知るためには信心深くなければならないということを受け入れないだろうし、無辜な子どもを犠牲にする場合のように、道徳的に間違ったことを命じるような神を信仰したがらないだろう。それゆえ、彼らはプラトンの問いにおける後者の選択肢、すなわち正しいことと神の命令は常に一致するということを受け入れるしかないだろう。だがそうすると、道徳的な善さや正しさは神とは関係なく決定できるから、倫理学にとって宗教は余計なものになってしまう。このジレンマについては、生命倫理学（および倫理学一般）の道徳的問題について重要な洞察を提供できると主張する宗教的伝統を検討するときに立ち戻ることにしよう。それまでは、宗教を道徳理論ではなく「視点」に分類することにする。なぜなら私見では、宗教は倫理的問題に対する一般に応用可能な解決法を提示するのとは違った仕方で、生命倫理学に貢献しているからである。

第二の問題に移ろう。宗教が道徳的に振る舞う動機を与えるという見解はどうだろうか。後に見るように、実際のところ大半の宗教が信者に道徳的な生活を送るよう諭しており、またその多くがそうした生活の送り方について実践的な指針を提供している。そのうえ、歴史を紐解けば、人々が宗教的信念に突き動かされ、病人や貧者に手を差し伸べたり、社会的なネグレクトや差別で苦しんでいる人々に正義をもたらすよう尽力したり、紛争時に平和や和解へ向けた取り組みに参加したりするようになった例はたくさんある。しかしその一方で、宗教は悪影響を及ぼす場合もある。たとえば、いわゆる宗教的な大義という名のもとに、殺人にまで発展してしまう暴力行為を引き起こしたり支持したりする場合がそれである。世に言う「聖戦」の例は、中世のキリスト教徒たちの十字軍から自爆テロのような現代のテロリズムに至るまで数多くある。こう考えると、宗教的信念は何らかの動機を与える強力な要因になりうる一方で、万人の幸福にくみするとは必ずしも言えない、ということになりそうである。宗教は人々を癒したり結びつけたりする場合もあるが、恐怖や憎悪や激しい対立をもたらす場合もある。宗教が引き起こす深い感情は、どんな人に対しても他者への尊敬や同情や配慮をもたらすようなものであるとは必ずしも言えない。この点で、宗教と生命倫理学の関係はいくぶん不確かなままであると言えるだろう。

以下では、生命倫理学に関係があると思われる範囲で世界の五つの宗教的伝統を概観しよう。言うまでもなく、世界の宗教はこれら五つだけではないが、これらを選んだのはグローバルな影響力をもっているからである。ただし留意すべき点がある。第一に、以下の概略では非常に豊かな伝統をもつこれらの宗教を十分に取り扱うことはできない。そこで、関心を抱いた読者は章末の読書案内を参照して、さらなる文献を調べてほしい。第二に、すべての宗教的伝統にはそれぞれ重要な内部構造の違いがあり、複雑かつ多様である。したがって、たとえば生命倫理における特定の問題について単一のキリスト教的見解、イスラム教的見解、仏教的見解などがあると想定することは避けなければならない。以下では、こうした極端な単純化を避けるために、倫理的問題について具体的な判断が求められるようなレベルではなく、一般的なレベルに留まりながら、各伝統の主な特徴を紹介することにする。最後に、ここでは五つの宗教の優劣をつけているわけではなく、紹介する順番も歴史的な理由に基づいていることを述べておきたい。まず南アジアに由来する二つの宗教的伝統（ヒンドゥー教と仏教）を取り上げ、次に「アブラハムの」宗教に分類されるユダヤ教、キリスト教、イスラム教の三つを紹介する（キリスト教とイスラム教は、ユダヤ教から発展したものである）。

ダルマ――ヒンドゥー教と仏教

インド亜大陸に始まる二つの古代の宗教的伝統、すなわちヒンドゥー教と仏教を調べてみてまずわかることは、宗教・倫理・文化をそれぞれ異なる領域として捉える近代西洋的な見方がこれらの伝統の生きているところではあてはまらないということである。西洋において「ヒンドゥー教」あるいは「仏教」として説明される宗教的実践は（その実践者はこれらの宗教名を使わないかもしれない）、中心的な信念や倫理的要件としての「宗教的信仰」という西洋的な概念には馴染まない。その概念の代わりに、「ダルマ（規範）」と呼ばれるものを重要な概念として理解する必要がある。ダルマという言葉は、あらゆる生命を育み維持する普遍的なスピリチュアリティを指す。このスピリチュアリティのもともとの形はサナタナ・ダルマ（「太古からのダルマ」）ないしはヒンドゥー・ダルマ――西洋人はこれをヒンドゥー教と呼ぶ――である。これを「母」

として何人かの「娘」——ブッダ・ダルマ、ジャイナ・ダルマ、シク・ダルマ——つまり仏教、ジャイナ教、シク教が生まれた。(特にヒンドゥー教徒は三つの「アブラハムの」宗教——ユダヤ教、キリスト教、イスラム教——のこともダルマのあり方と見なしている。) ダルマの伝統すべてにおいて社会慣行、文化規範、倫理的要件、信念、宗教的儀式は不可分に結びついている。ここではヒンドゥー教と仏教の二つだけしか紹介できないが、これらにジャイナ教とシク教を含めた四つすべてにおいて、独特で別個の倫理的視点という考えは馴染まないということは述べておこう。これらの宗教はその考えの代わりに、何を信じるべきかや、何が正しいのかをどうやって知るのかといったことよりも、生き方やあり方——どうやって生きるべきか——を教えるのである。

ヒンドゥー教

ここで紹介する宗教的伝統の中で最も古いヒンドゥー教は、さまざまな形で進化を遂げ、主にインド亜大陸の多彩な文化や民族によって異なった仕方で受け継がれ表現されている。ヒンドゥー教哲学には少なくとも六つの正統学派があるが、正統派から離れていったものの数はそれを遙かに上回る。さらに言えば、ヒンドゥー教の多様性は、どんな宗教的信仰や実践も魂の目を開くために等しく有効である、というその中心的な考えに由来する。無神論や異端や正統といった概念は、どのような信仰でも受け入れるヒンドゥー教にとってはあまり意味をなさない。また、特定の信仰への布教活動は、ヒンドゥー教にとってはまったく縁のないことである。面白いことに、ブッダ、キリスト、ムハンマドといった他の宗教的信仰の伝統を説いた宗祖たちは、ヒンドゥー教の信仰の伝統におけるクリシュナのような預言者（アヴァターラ）と見なされている。

このようにヒンドゥー教はきわめて寛容かつ多様であるので、その主な特徴を要約しようとする試みはどうしても暫定的なものになってしまう。とはいえ、その共通点のいくつかを指摘することはできる。そして、これらの共通点があるからこそ、生命倫理の問題に関するヒンドゥー教信者たちの独自の理解の仕方と取り組み方が浮き彫りになる。第一に、アジア圏の生命倫理学に見られる共通点について触れた際に述べたように、ヒンドゥー教は個人の権利よりも義務（カルタヴィヤ）に焦点を置く。人が生まれ死んでいく際の儀式を正しく行うこと、子どもや高齢者の世話をするといった家族への責任を果たすこと、家族における決まった役割（たとえば長男としての役割）やより広く社会における役割を果たすことなど、ヒンドゥー教における義務は生涯を通じて日常生活のあらゆる側面に入り込んでいる。ヒンドゥー教に見られる第二の主な特徴は、人間生活と環境全体の調和の達成を強調することである。暴力の忌避（アヒンサー）の原理によれば、人はあらゆる生命の高潔さと神聖さを保ち、自然のバランスを整えるために絶えず努めねばならない。この原理から、どんな生き物も不要に殺してはならないという不殺生の実践と、完全菜食主義や部分的菜食主義を含むさまざまな食事の実践が出てくる。第三に、ヒンドゥー教は心・体・魂の純潔と浄化を重視する。たとえば、ガンジス川で沐浴するといったヒンドゥー教の日常の儀式やその他の宗教的実践は、現世で生きているとどうしても汚れてしまう身を清めること、また、各個人の中にある永遠の魂（アートマン）を輪廻転生から解放し、解脱（モークシャ）を促すことを目的とする。

ところで、わたしたちは儀式、社会制度、寺院参拝といったヒンドゥー教の実践の外見だけに目を奪われてはならない。少なくともそのいくつかの形態では、ヒンドゥー教信仰は個人の精神性を高め維持することを促す。これについて最もよく知られているものは、アートマンとブラフマンの同一性（梵我一如、つまり自我と神とが同一である）という考えであろう。アートマンとブラフマンの関係については二元論（ドヴァイタ）もあれば不二一元論（アドヴァイタ）もあるので（先に述べた梵我一如は不二一元論である）、ヒンドゥー教のすべての形態がその教義を同じ仕方で解釈しているわけではない。とはいえ、西洋社会に紹介された最初の形態はアドヴァイタ・ヴェーダーンタであり、それは近代ヒンドゥー教の主要な哲学的伝統の一つである。その基本的な考えによれば、わたしたち一人ひとりは「梵我一如」であるのだが、わたしたちにはそれを十分に理解できない恐れがあるため、わたしたちがこの無知を克服してその一体性を十分に認識できるようにすることが宗教的実践の目的である。また、グルは無知の闇から知の光へと導いてくれる導師である。このようにして、道徳はお互いを（さらには生物無生物を問わず宇宙のすべてのものを）自分たちの同一の自我（あるいは同一の自我そのもの）の一部として扱うことに根ざしている。（この深い悟りの境地に至るための）実践は、身体的なアプローチ（ヨガの一部）や報酬を期待しない労働である奉仕（セヴァ）を含め、賢者（ジニャーニ）によるものから信愛（バクティ）に至るまで、多種多様である。これらの実践は、輪廻転生の多くの生にわたって持続し、必ず悟りや三昧（サマディ）に導く。

このように、ヒンドゥー教は道徳性を直接的な目標とするのではなく、むしろわたしたちの本性（梵我一如であること）を知るために、あるいは解脱（ムクティ）をするために、調和のとれた生き方を促すような「道徳的」教えを与えることを目標としている。それゆえ、わたしたちは（神の現れである）自分たちの本性を理解するならば、不道徳に振る舞うことはないはずである。というのも、不道徳な行いは、自分と他者が共有している他者における（同一の）神性に危害を加えていることになるからである。したがって、ユダヤ教に由来する「アブラハムの」伝統とは異なり、そこには「原罪」もなければ（人間の罪深さによって楽園から追い出されてしまうという）「堕罪」もない。わたしたちの主な欠点はと言えば、自分たちの本性について無知であること、言い換えれば、ダルマに従わないことだけである。

仏　教

先述したように、ダルマには四つの形態があり、その最も古いものがヒンドゥー教である。ここでは四つすべてを紹介することはできないので、世界規模の影響力をもつ宗教という観点から絞ってもう一つのダルマとして仏教を見ることにしよう。仏教は紀元前5世紀のインドに始まり、歴史上の人物であるゴータマ・シッダールタ（Siddhartha Gautama）の教えに由来すると言われている。彼は「仏陀」という尊称を与えられているが、それは名前ではなく「目覚めた人」ないし「悟りを開いた人」を意味する言葉である。仏教の伝統では、彼以外にも多くの「仏陀」が存在しうることが認められており、シッダールタ自身も（ナザレのイエスがキリスト教の伝統において神と見なされているのとは異なり）1人の人間に過ぎないと考えられている。仏教はその誕生から約2500年をかけて、（ダルマとして知られる）教えの体系を発展させてアジア中に広がり、後に西洋にも広がっていった。仏教には主要な二つの伝統がある（そしてそこからさらに部派が分かれる）。その一つは上座部仏教であり、パーリ仏典として知られる初期の仏典にまで遡る古の伝統を厳守する保守派である。もう一つはより革新的な大乗仏教であり、チベット仏教や禅宗はこれに由来する。上座部仏教は東南アジアやスリランカで普及し、大乗仏教のさまざまな宗派は北アジアや東アジアで見受けられる。

このように、仏教には歴史的・地理的な違いが見られるが、それでも倫理学にとって関連性のある共通の重要な特徴もあることが指摘されている。それは、輪廻転生、カルマ（業）、四諦（苦集滅道）である。ヒンドゥー教と仏教は輪廻転生とカルマについて似たような考えを共有しているが、これらについて仏教において置かれている比重を見ると、一個人が送る一回限りの生を重視する西洋の主だった宗教との違いが浮き彫りになる。仏教の考えでは、わたしの現世は無限に繰り返される転生の一つに過ぎない。転生は遠い過去に始まり、（人間以外のものも含む）多様な形態をとり、また違う形で来世も続く。したがって、「わたしだけの人生」という考えは幻想に過ぎない。仏教では、その考えは、あらゆる存在や時間を超越した状態である涅槃（ニルヴァーナ）に到達するために捨て去るべきだとされる。

わたしがどのような転生を繰り返すことになるのかは、わたしのカルマによって決まる。これは「宿命」と翻訳されることが多いが、カルマという概念は単純な運命論よりも複雑である。単純な運命論によれば、わたしの身に将来起こることはすべてあらかじめ決定されているため、わたしが現在行う「選択」はまったく意味のないことになる。カルマ（業）という考えによれば、わたしが今行う行為は、わたしの現世での幸福と来世とを決定することになる。したがって、わたしが憎しみ、暴力、あるいは色欲に満ちた人生を送れば、何かに転生したわたしの来世はそれ相応のものとなる。他方で、わたしは前世で悪い性格を身につけてしまい、悪業につながるような行為をしがちだったとしても、現世でそれを克服して有徳な生活を送り、来世の運命を変えるような選択を行うことができる。そして、わたしは何度も何度も転生を繰り返して、とうとう最後には涅槃に到達できるかもしれないのだ。

四諦（苦集滅道）はこの運命に関する見解から説明される。第一の真理とは、そもそも現世の生は思うようにいかないものであり、必然的にさまざまな苦痛をもたらすものだ、というものである。第二の真理とは、この思うようにいかない生はわたしたちが自分の煩悩に振り回された結果であり、それがわたしたちの生を絶え間ない不満と失望に満ちたものにしているのだ、というものである。第三の真理とは、わたしたちは煩悩を振り切ることによってのみこの苦痛と失望の連鎖を断ち切ることができる、というものである。そうすることで、わたしたちは無限の転生を伴う輪廻（サンサーラ）から逃れることができ、この世の生から去るときに涅槃に到達できるかもしれないのだ。第四の真理とは、わたしたちは「中道」を守ること、すなわち「八正道」と呼ばれる生き方を実践することによって涅槃の境地に至ることができる、というものである。

残念ながら紙幅の都合もあり、ここでは八正道を詳述することはできない。（章末の文献案内で紹介している文献を参照してほしい。）ただ、八正道が正しい生き方の三つの側面、すなわち道徳的美徳の発達、瞑想、智慧の獲得に関わるものであることだけは述べておこう。これは、よく引用されるパーリ仏典の一節にうまく要約されている。

> すべて悪しきことをなさず、善いことを行い、自己の心を浄めること、――これが諸の仏の教えである。（Roebuck, 2010,『ダンマパダ』183 節）[2)]

生命倫理学にとっての意義

先にも注意を促したように、わたしの簡単な要約は、本章で扱った宗教的伝統の豊かさや多様性を捉え損なっている恐れがある。とはいえ、それでもヒンドゥー教倫理や仏教倫理の基本的な部分はいくらか伝えることはできたように思う。これらの倫理はいくつかの点で第２章の徳倫理学を想起させる。というのも、ヒンドゥー教倫理も仏教倫理も、社会に住む個人が自分の中で善を育むことに着目しているからである。その一方で、これらの伝統はいずれも、道徳的発達だけに注視するのではなく、精神的成長および煩悩と無知からの脱却を最終的な目標と捉えている。この副産物として（あるいはもっとよい表現を使うと、精神的成長にとって不可欠なものとして）、すべての生命への配慮と憐憫が生まれ、他者に対する無礼な態度や羨望や憎悪、そして利己的な欲求を取り

2）『ブッダの真理のことば・感興のことば』（中村元訳、岩波文庫、1978 年）p. 36。

去るような自我を育むことになる。このように、徳を身につけることは、人間的に完成するための方法の一部なのである。しかし他の点から言えば、ヒンドゥー教や仏教が描き出す精神性のあり方は、アリストテレスや現代のアリストテレス主義者たちが支持する徳倫理学とはどこか違う。アリストテレスによれば、人は所与の人間の本性を正しく行使し、人生においてそれを完成させることをもってエウダイモニアという目標に到達する。対照的にヒンドゥー教や仏教によれば、特定の生やそれを生きる個人が重要であるのは、それが解脱（モクシャ）ないし涅槃（ニルヴァーナ）に至る長い旅路の一部（現世）であるからに過ぎない。それゆえ、人は諸行無常を認識し、この世の生に執着すべきではない。人間であれ他の生き物であれ、あらゆる生命体は一つであり、個性なるものがあまり意味をもたないような生命の流れの中で生きているのである。

こうした事情により、医療における具体的な意思決定のジレンマについて、ヒンドゥー教や仏教のアプローチからどのような答えが出てくるのかは判然としない。もしかすると、あらゆる生命に高い価値を置くという方針から、中絶や安楽死といった生と死をめぐる問題に対する具体的な答えが推定されるかもしれないが、その結びつきは必ずしも強くない。より関連性が強いのは、ヒンドゥー教や仏教が教えるところの何事にも執着しない瞑想の状態である。そうした瞑想を通じて、病気や死の恐れや苦しみについてまったく新しい視点から眺めることができるようになる。また、身の回りのすべてのものと有機的につながり一体化しているという感覚は、多くの人間がやりがちな天然資源の貪欲な消費を止めたときに得られるものだが、これは環境軽視と環境破壊の問題に取り組む生命倫理学の分野と大いに関わりがあるだろう。そこには（西洋的な意味での）「道徳理論」の出る幕はないが、智慧と平穏さだけでなく、苦しむものすべてに対する深い配慮と思いやりを見出す新しい方法があるかもしれない。

アブラハムの宗教

世界的な宗教の別のグループは、ヘブライ語聖書で描かれているように、イスラエル民族の父祖であるアブラハムによる一神教信仰に由来する。ユダヤ教、キリスト教、イスラム教は互いに異なる点も多いものの、（唯一の神への）信仰の正統性および倫理的な行いを定めた細かい指針を強調するといったように共通点も見られる。

ユダヤ教

三つのアブラハムの宗教のうちユダヤ教は最も古く、その歴史は少なくとも3500年前まで遡る。それはヘブライ語聖書（キリスト教では「旧約聖書」と呼ばれ、ユダヤ教では「タナハ（Tanakh）」――タナハはTorah（トーラー＝律法書）、Nevim（ネビイーム＝預言書）、Ketuvim（ケトゥビーム＝諸書）の頭字語である――とも呼ばれている）。ヘブライ語聖書の最初の五巻（律法書）にはユダヤ教の基本的な教えが書かれており、神がどのようにしてイスラエルの民と契約（「聖約」）を交わしたのかが説明されている。神は彼らを選ばれし者とし、高潔さや倫理的振る舞いについて彼らが全人類の手本となるよう求めた。律法書には十戒だけでなく、食事制限や服装規定を含んだ儀式上の決まり事や具体的な規則がたくさん書かれている。正統派のユダヤ人ならば、これらの規則は神がモーセを通して自分たちに伝えた戒律であるので厳守しなければならないと考えるだろう。

このように、ユダヤ教、その中でも厳格とされる正統派は、基本的には民族中心的であると言えるだろう。というのも、ユダヤ人の母親から生まれた者だけが神の選民となることができ、またその人がユダヤ教への信仰や実践を止めたとしても死ぬまで神の選民であることには変わりがないからである。（正統派の実践である）過越の祭りの正餐（セデル）を家族とともにするときにユダヤ人の歴史を思い出したり、祈りと休息に当てる日である安息日を守ったり、シナゴーグにおいて礼拝や誕生・成人・結婚・死に関する儀式を行ったり、紀元70年にローマ帝国軍に破壊されるまでエルサレム神殿があった聖なる丘に戻ることを切に願ったりすること、これらを通じて彼らの強い民族意識はさらに強化される。ユダヤ人たちが散り散りとなって世界各地で暮らしている現状（ユダヤ人の離散として知られている）や、比較的最近の例を挙げると第二次世界大戦中のナチス・ドイツによるホロコーストのように度重なる差別と暴力を受けてきた経験にもかかわらず、この唯一性と特別なアイデンティティの感覚は、ユダヤ戦争におけるその壊滅的な出来事から何世紀にもわたって多くのユダヤ人たちに受け継がれてきた。

しかしながら、彼らの唯一性の感覚は民族的優位性の主張として理解してはならない。むしろ、その意識の最も純粋なものを考えれば、それは模範的な生活を送らなければならないという責任感や、神が世界の中で彼らがなすべきと期待していることを何度もし損ねたという自覚に近い。この聖約違反の感覚と飽くなき向上心が、ヘブライ語の律法書および予言書に通底するテーマである。その結果、ユダヤ教の信念と実践は人道主義的要素が色濃く、全体として医療や医療福祉職だけでなく、正義や人道支援のための国際的活動にも深く関わることになる。大半のユダヤ人にとって、正義こそがユダヤ教の中核にある倫理的価値であり、それはヘブライ語で言う、神がユダヤ人に与えた使命である「ティックーン・オーラーム（世界の修復）」という概念に示されている。

法律と倫理に関して言えば、律法書や他のユダヤ教の聖書（ヘブライ語聖書）、およびタルムード（公認の指導者（ラビ）たちがユダヤ教の戒律（ユダヤ法）の解釈について何世紀にもわたって蓄積してきた記録）に基づいて判断を下すことが重視される。これらの歴史的文書の内容が現代の問題に直接関連性があるとは言えない場合でさえも、当てはめて考えようとすることが重視されている。こうしたユダヤ教の伝統的な倫理のアプローチは、ユダヤ法が求めるところの「正しい道を歩む」という意味のハラーハー（Halakhah）にまとめられている。行為指針は、伝統的なユダヤ法では明示的に扱われていない現代の問題に対してユダヤ人がどう応じるべきかについて示した回答書（responsa）という形でユダヤ教の神学者たちによって与えられる。

しかし、ユダヤ教と一口に言ってもそのアプローチは多様であるので、ユダヤ法の解釈ばかりに力点を置くと誤解を招きかねないだろう。19 世紀以降、ユダヤ教の改革運動が無数に起こり、ユダヤ教を現代の生活や実践により即したものにしようとする試みが続けられてきた。ユダヤ教にはたくさんの異なるグループがあるが、なかでも主要な三つのものは正統派ユダヤ教、改革派ユダヤ教、保守派ユダヤ教である。名は体を表しており、正統派のグループ（それには現代正統派、超正統派、ハシディズムが含まれる）は、ユダヤ法全体が神の賜物であり真実に他ならないと考え、それに忠実に従うことを要求する。たとえば、このことは、シナゴーグにおいて男女を分離すること、食事制限を厳守することは、中絶や安楽死や同性愛といった問題について断固たる態度をとることを意味する。他方、改革派はユダヤ法を重要視するものの、道徳的問題の最終的な答えがそれから出てくるとは考えない。この考えは、女性のラビを許容することをはじめとした礼拝や儀式における男女平等を支持すること、そして、生や死や性をめぐる生命倫理的な問題に対してよりリベラルな態度をとることにつながる。保守派は中道を歩み、ユダヤ法をユダヤ人にとっての基本的な行動指針と見なすが、その解釈に幅があってもよいと考える。保守派は改革派と同じく聖書原理主義に反対し、人間が自ら理性的に判断する余地をより広く認めている。その一方で保守派は（男女分離を主張するわけではないが）礼拝と儀式に関しては正統派に近づく。倫理的な問題について言えば、たとえば同性愛者を共同体に迎え入れ、さらにはその人が宗教的指導者になることを認めるといった正統派ユダヤ人にとっては容認しがたいことも、保守派のユダヤ人は寛容の精神をもって受け入れる傾向にある。

このように、一口にユダヤ教と言ってもその中身は多様であるから、それが全体として生命倫理学にどのような視点を提供してくれるのかは判然としない。（この後で見るように）単一のキリスト教倫理や単一のイスラム教倫理が存在しないのと同様に、**単一の**ユダヤ教倫理も存在しない。他方で、ユダヤ教は他のアブラハムの宗教と同じく預言を重視する。預言は個人の信心や魂の錬磨という問題に留まるわけではない。ユダヤ教の儀式は家庭生活を維持するために行われるものだが、実はそれだけでなく、ユダヤ教共同体の結束力を高めるためにも、またその共同体が外の世界において一定の役割を担うためにも行われる。神と聖約を交わした人々となることは、人類全体への義務を負うことを含意する。これは、ユダヤ教が生命倫理を扱うときに個人の自律や権利の問題だけに注視するわけではない、ということを意味する。ユダヤ教倫理はいつも正義を問題にし、最も軽視され最も虐げられた人々を労ることを重視する。（少なくとも理論上は、ユダヤ教の歴史においてそうした迫害を受けた人々は、自分たちが抑圧される側にいると考えたことだろう。）このようにして、ユダヤ教の視点からは、医療で見られるものも含めた世界のあらゆる不正義と戦う強い動機が与えられることになる。

キリスト教

本章で扱っている五大宗教の中で最も複雑で多様であるのは、おそらくキリスト教であろう。キリスト教は紀元1世紀にユダヤ教の小さな宗派として始まり、やがてその規模が拡大しさまざまな分派が生まれた。その結果、キリスト教は世界の宗教の中でも最大規模のものとなり、とりわけ西洋の近代文化が発展するうえで最も影響を及ぼしたものの一つとなった。西洋社会は20世紀から今世紀にかけてますます世俗化していったが、キリスト教は依然として西洋、なかでもアメリカ合衆国の文化的価値観と強く結びついている。

その一方で、キリスト教には教義をめぐる長い対立の歴史もある。その結果として、キリスト教はまず11世紀に東方教会（正教会）と西方教会（ローマ・カトリック教会）に分裂し、次にプロテスタントによる宗教改革が16世紀に始まり、プロテスタントがローマ・カトリック教会から分離しただけでなく、そこからさらに無数の分派が生まれることになった。このため、何らかの問題について唯一のキリスト教的見解がありうるという考えは明らかに間違っている。

だが、キリスト教徒には見解の不一致や多様性が見られるものの共通点も多い。第一に、彼らはユダヤ教の伝統を引き継いで唯一の神を信仰し（一神教）、また、旧約聖書を自分たちの権威の源泉の一つとして捉えている。（したがって、キリスト教徒は、たとえばイエスに与えられた「神によって聖油を注がれた者」を意味する「メシア」ないしは「キリスト」という称号が、聖母マリアが処女であったという信念と同様に、旧約聖書における預言を満たすと理解する[3]。）しかし第二に、ナザレのイエスが神の受肉した存在、あるいは神の子であったという信仰、そして、イエスはローマ人によって十字架刑に処されたが、後に復活し、天国から父なる神と一緒に信徒たちを導くために聖霊を送り続けているという信仰によって、キリスト教徒はユダヤ教と分かれることになる。唯一の神が父と子と聖霊の三つの位格で現れるというこの信仰は、三位一体論として

3）「メシア（messiah）」とはヘブライ語聖書（旧約聖書）における「神によって聖油を注がれた者」、すなわちその中で出現を待望された救世主のことである。「メシア」に対応するギリシア語が「クリストス」であり、英語では「クライスト」、日本語では「キリスト」となる。また、ヘブライ語聖書の預言と聖母マリアの処女受胎の関係については、ヘブライ語聖書の『イザヤ書』に出てくる預言、「見よ、処女が身ごもっている。そして男の子を産む。その名はインマヌエルと呼ばれる」がそれに該当するとされる。

知られており、（全部とは言わないが）大半のキリスト教宗派の特徴となっている。第三に、イエスの死後に書かれた福音書はまとめて新約聖書と呼ばれているが、それはキリスト教徒が何を信じどう振る舞うべきかを示した最も権威ある指針であり、その後に作成された教義は新約聖書に照らし合わせて吟味されるほどである。その一方で、旧約聖書および新約聖書の解釈は時代とともに大きく変わっていき、（聖書原理主義者として知られる）一部のキリスト教徒だけが聖書の一字一句を真実として信じているに過ぎない。

倫理全般について、また特に現代の生命倫理学について考えてみると、（少なくとも近年までは）キリスト教が大きな影響力をもっていたと言えるだろう。その理由は二つある。第一に、新約聖書に示されているように、神の目から見ればすべての人は無限の価値をもっており、神は特に貧しい者、疎外された者、病める者に手を差し伸べられ、わたしたちが神を敬い愛する根本的な方法は自分たちの隣人を愛することであるという、イエスの教えである。この愛の教えは、ユダヤ法に見られる詳細な命令よりも重要であり、出身や信念を問わず全人類に適用可能なものであると考えられている。このことは善きサマリア人のたとえでうまく説明されている。サマリア人とユダヤ人はとても仲が悪かったので、道端で怪我をして倒れているユダヤ人を見つけて助けた「善き」サマリア人の話は、紀元１世紀の人々にとって驚くべき事例だったであろう。この教えは、当時の人々の私生活だけでなく社会生活にも大きな影響を及ぼすはずであった。しかし実際には、キリスト教ははじめはローマ帝国、次いで数世紀ほど後に西洋の国々で「国教化」が行われ制度化されていったが、そこでは人種差別、社会的不平等（その極端な例である奴隷制度も含む）、貧しい者や迫害を受けた者たちへの軽蔑などは、少数のキリスト教信者を除きほとんど問題視されていなかった。しかし、権力者が宗教を支配のための道具として利用することがなければ、キリスト教倫理のアプローチは医療の目的と完全に合致し、信仰や社会的地位を問わず病める者であれば誰であれ労るというような、わたしたちが医療従事者に期待するような基本的価値を医療にもたらすことができるだろう。

キリスト教の伝統は、隣人を無条件に愛する倫理にコミットすることに加え、聖書等を適宜参照しながら非常に具体的な倫理指針も作成してきた。この点について言えば、中世の神学者トマス・アクィナスの影響力は絶大だった。アクィナスはキリスト教の教義をアリストテレスや後続の思想家たちの哲学と結合させて、自然法、すなわち全人類が認識でき、またそれを守ることで人間本性を完成させることができるような一群の道徳規則を探求しようとした。自然法をキリスト教の教義に組み入れるということは、その倫理的命令がキリスト教信者だけでなく全人類に等しく適用できるということを意味した。キリスト教倫理のこの側面が生命倫理学の議論、その中でも特に生殖補助医療分野の議論に大きな影響を及ぼしてきたことを後で見ることにしよう。ここでは、生命倫理の問題についてキリスト教の視点がある種の緊張をもたらしているとだけ述べておこう。キリスト教倫理は、わたしたちが直面する生命倫理のジレンマに対して思いやりのある寛容な態度で臨むように仕向けうる一方で、他方では（自然法の厳格な解釈であれ原理主義者の聖書解釈であれ）生命倫理に対して法ばかりを強調する狭隘なアプローチを肯定することもありうる。わたしたちが議論しているのが生命の誕生についてであれ生命の終末についてであれ、生命倫理の問題についてキリスト教倫理が出す答えは単一ではなく複数ありうる、ということだけは確かである。

イスラム教

（「神への自発的服従」を意味する）「イスラム」として知られる宗教は、紀元7世紀に預言者ムハンマド（Muhammad）（紀元570年生）によって始まった。ムハンマドはイスラム教徒（ムスリム）から、アブラハム、モーセ、イエスを含む預言者たちの系譜の最後にして最高の預言者と見なされている。ムハンマドが受けた啓示は、ユダヤ教やキリスト教による解釈の歪みを是正した神の真意を伝える言葉とされ、後にコーランとして集録された。コーランはスンナ（ムハンマドの教えや彼の人生からの範例を集めたもの）とともに、イスラム教のあらゆる信仰および実践に関する絶対的な典拠となっている。この基盤を共有しつつも、イスラム教は時代を経るにつれてコーランやスンナの解釈をめぐって五つの異なる宗派に分かれていった。そのうち四つの宗派はイスラム教の最大宗派であるスンニ派（スンナ派）に分類され、第５の宗派はシーア派である（世界のムスリム人口で言えば10%から20%を占めるに過ぎないが、イランでは80%を超える)。

宗派が多く、(キリスト教が支配的な国々における教会の権威とは異なり)イスラム教には中心的な権威が不在であることを考えると、生命倫理学で見られるような倫理的問題の多くについてイスラム教の統一的見解があると言うことは不可能である。代わりに、具体的な問題に神の法を適用するための一定の学術的解釈が存在する。これがシャリーア(イスラム法)である。この法はある状況には適用できるかもしれないが、後の学者たちが異なる解釈を提示できるだけでなく、宗派が異なれば解釈も異なる可能性がある。

しかし、すべてのムスリムが共有する核となる信念がある。それは五行である。これらは主として宗教的な信仰や実践にだけ適用されるもので、(1)信仰告白(「アッラーのほかに神はなく、ムハンマドは神の使徒である」と告白すること)、(2)礼拝(1日5回祈りを捧げること)、(3)断食(ラマダン月の夜明けから日没までは飲食を断つこと)、(4)喜捨(ザカート、すなわち収入から所定の割合を慈善活動に寄付してイスラム教の拡大を支援すること)、(5)巡礼(一生に少なくとも一度はメッカへの巡礼(ハッジ)をすること)、である。イスラム教の精神は、「神の意志への自発的服従」を意味する「イスラム」という言葉自体に見出すことができる。それゆえ、信仰や実践の形は多様ではあるけれども、宗教的規律に従うこと、神の意志に常に従おうとすること、これらがイスラム教の特徴であると言える。

それでは、イスラム教倫理は生命倫理学にとってどのような含意をもつのだろうか。ひょっとすると本書の読者の多くは、イスラム教倫理をタリバンのような原理主義組織や他の政治的・宗教的過激派組織と混同しているかもしれない。この理解に基づいて、シャリーアを独自に解釈して野蛮な処罰のために用いたり、強制結婚やブルカで全身を覆うことの強要、教育や雇用の機会の否定、夫婦間の不平等な権利などを通じて女性を抑圧したりすることが、イスラム教倫理の典型例だと捉えている人が多いかもしれない。しかし、この見方は中世から何世紀にも及ぶ、医療・科学・倫理的判断に関するイスラム教の豊かな見解の形成と発展を看過している。それはまた、現代のイスラム教生命倫理学者や大多数のムスリムたちの進歩性や柔軟性も見落としている。イスラム教倫理に基づいた判断の多くは抑圧的で独りよがりなものではなく、現代社会の新たな要求とその宗教的伝統を合致させ、宗教・技術・科学をうまく調和させることを目指している。

イスラム教に基づく生命倫理学の最も顕著な特徴は、おそらく、イスラム法に基づいていること（jurisprudential）だろう。つまり、それは包括的で一般的な倫理原則にではなく、具体的な問題について権威あるイスラム法学者が出した勧告（ファトワー）に基づく生命倫理学である。こうした（フィクフとして知られる）宗教的・法的判断は、複数の拠り所に基づいてなされる。第一にコーランの言葉、第二に最も古い時代の伝統的な宗教的判断（スンナ）、第三に公認されたイスラム教権威たちの間での合意の追求、最後に理性の行使に基づくとされる。これら四つの道をどう解釈するのか、またどの道を特に強調するのかに応じて、中絶、クローン、生殖補助医療、遺伝情報の利用といった特定の生命倫理的問題について、多様なイスラム教的見解が出てくることになる。イスラム教生命倫理学者の中には、文献の正確な引用が重要であると考える人もいれば、理性に基づく判断の方がもっと重要であると考える人もいる。（しかしこの点で言えば、イスラム教は他の「アブラハムの」宗教であるキリスト教やユダヤ教とほとんど違いはない。というのは、キリスト教もユダヤ教も、倫理へのアプローチとして聖書原理主義に基づくものからリベラルで理性主義的なものまで幅広い立場がありうるからである。そのうえ、フィクフの伝統は先に触れたユダヤ教の回答書の伝統と非常によく似ている。）

生命倫理学の視点という点で言えば、イスラム教は次の二つの理由できわめて重要である。第一に、イスラム教は世界で二番目に信者が多い――さらにその数はどんどん増えている――宗教であり、信者たちの日常生活や実践はその信仰に大きく影響されている。第二に、倫理に関する最終的な判断は神の意志に（それが時には理解しがたいものであっても）委ねられなければならないと主張することで、イスラム教は世俗的な倫理学にいつも挑戦を突きつけている。本項の最初で触れた『エウテュプロン』のパラドックスに絡めて言えば、人間の理性は助力にはなるがそれだけでは十分な倫理指針とはなりえないので、なすべきことは神の意志と命令に従うことである、とイスラム教は絶えず主張するだろう。

5　結　論

本章では、生命倫理学の理解を深めるために、道徳問題に取り組むときに道徳理論を用いる哲学的アプローチとは異なるいくつかの視点を説明した。当然のことながら、こうした説明は広く浅くなってしまうし、また本章で説明した視点のすべてが、後の章で議論となるような特定の問題に直結しているわけでもない。しかし知っておくべきことは、倫理的問題は「切り札となる」道徳理論や中心となる倫理原則を持ち出すことで容易に解消するわけではない、ということである。生命倫理学で見られる道徳的ジレンマがどれだけ悩ましいのかを理解するだけでなく、そうしたジレンマを解消しようとするうえで意見の不一致がどれだけ多いのかをも理解するための大きな一歩は、わたしたちが道徳的な意思決定に至る道がどれだけ複雑なのかを理解することである。道徳問題について理性的で妥当な議論を行うつもりがあるならば、わたしたちは他の人々がどのように道徳判断に至ったのか（そしてわたしたちが道徳のどのような点を見逃していたのか）を理解しなければならない。したがって、生命倫理の問題を単に理論的に考察するよりも、実際に議論するときにはどのような視点がありうるのかを理解することが、現在のグローバル化社会において文化的・社会的・宗教的相違点を乗り越えてある一定の合意に至るための第一歩となるだろう。少なくともこの点で、生命倫理学の営みには価値があると言えるのではないだろうか。

読書案内

フェミニズム生命倫理学に関する包括的な本は、Scully, Baldwin-Ragavan and Fitzpatrick 編の *Feminist Bioethics: At the Centre, on the Margins*（Johns Hopkins University Press, 2010）である。ケアの倫理については拙稿「徳倫理学としての『ケアの倫理』」（Campbell, 1998）を参照してほしい。倫理に関する東洋の宗教のアプローチを理解するには、Arti Dhand が *Journal of Religious Ethics*（2002）で書いている ‘The Dharma of ethics and ethics of Dharma’ を

調べてほしい。「アブラハムの」伝統における倫理を扱った概説書は枚挙にいとまがないほどであるが、キリスト教アプローチの短いまとめは Robin Gill, *Health Care and Christian Ethics*（Cambridge University Press, 2006）を、ユダヤ教アプローチの最新のまとめは Alan Mittleman, *A Short History of Jewish Ethics*（Wiley-Blackwell, 2012）を参照してほしい。イスラム教アプローチについては本ではなく学術論文とインターネットの情報（以下を参照のこと）を活用するのが得策だろう。

本章で簡単に紹介した各視点については非常に多くの文献があるので、特定のトピックを調べたいのであればウェブサイトを活用するのがいいだろう。その中でもきわめて包括的なものは、ジョージタウン大学のジョセフ＆ローズ・ケネディ倫理研究所が運営しているウェブサイト（http://bioethics.georgetown.edu/publications/scopenotes/sn38.htm）である。東洋と西洋の生命倫理学の議論、そして生命倫理学を扱ったイスラム教、仏教、その他のアプローチに関する論文については *Asian Bioethics Review* 誌（http://www.asianbioethicsreview.com/）を調べるのがよいだろう。

第4章 臨床倫理

1　はじめに

第1章では、生命倫理学が、医師をはじめとした医療従事者の倫理的な（時には非倫理的な）振る舞い方への根本的な批判とともに出発したことを概観した。それに続く第2章、第3章では、生命倫理学が、やがて人間の健康と福利に関わる問題を広くカバーするようになったことを概観した。そこでこの第4章では、あくまでも医療とヘルスケアの現場に焦点を絞り、医学と医療技術の長足の進歩によって浮上してきた臨床の場面における多彩な道徳的問題について考えたい。生命の誕生以前（胚にまつわる問題や新たな生殖補助技術に関わる論点）から議論を始め、死後の問題（遺体から臓器や組織を取り出して活用することについての論争）までを視野に入れる。とはいえ、最初に注目しなければならないのは、医師や看護師など医療を提供する側とそれを受ける側である患者との独特の関係である。この関係を倫理的なものにするにはどうしたらよいだろうか？　モラルハザードとは、この場合、何を意味するのだろうか？

2　医療者 - 患者関係——患者は欺かれているのか？

バーナード・ショー（George Bernard Shaw）は戯曲『医師のジレンマ』（*The Doctor's Dilemma*）の中で、医療者 - 患者関係を「素人に対する陰謀」と表現している。ショーはこの表現によって、医師（およびその他の医療従事者）は自分たちのもつ専門的知識および技能を、患者を助ける手段としてではなく、個人的利益を得る方法として使用する危険があると言おうとしたのである。（ちなみに、この言い回しのオリジナルはスコットランドの哲学者・経済学者であるアダム・スミス（Adam Smith）の『国富論』（*The Wealth of Nations*, 1776年）の一節であり、職業集団が内部で結託することでいかに経済的優位性を獲得するかを指摘しようとしたものである。）さて、「素人に対する陰謀」と揶揄された医療従事者は、それは自分たちの振る舞いに照らして「フェアな言い方ではない」ということをどのように論証しうるだろうか。

どの医療倫理規定を取り上げても、また古代ギリシアの「ヒポクラテスの誓い」やインドの『チャラカ本集』（付録参照）にまで遡ってみても、医療従事者がまず念頭に置かなければならないのは患者の福利と最善の利益であることが強調されている。しかし、どうしてことさらこのことを強調する必要があるのだろうか。いわば、当然のことではないのだろうか。その答えは、わたしたちが死ぬかもしれないような重病に罹ったとき、大きな事故や感染によって身体障害者となったとき、そうしたときに襲われる無力感と恐怖心に求められる。想像してみてほしい。重大な交通事故に巻き込まれたとき、暴力事件の被害者になってしまったとき、心臓発作で病院に担ぎ込まれたとき、ガンであると宣告されたとき、エイズを発症していると診断されたとき——このように生命を脅かす病気や事故に直面すると、わたしたちはきっと深く落胆し、今にも崩れ落ちそうに感じるのではないだろうか。そしてそのとき、わたしたちは全幅の信頼を寄せることのできる医師・医療従事者による治療を必要とする。それゆえに、臨床倫理は重要な問題となるのである。もちろん、弁護士や教師、聖職者といったわたしたちの個人的な事情に立ち入る他の専門職にも信頼を寄せることができればそれに越したことはない。しかしながら、わたしたちがどうしようもない不安に苛まれるとき、どうしたら助かるのかよくわからないとき、そういった人生における危機的状況においてこそ「信頼」が最も重要となるのであり、まさにここが医療従事者とわたしたちの接点なのである。信頼が深まるか、それとも欺かれるか、これがわたしたちと医療従事者の関係であるが、これを臨床的関係と呼ぶならそれにはいくつかの側面がある。すなわち、わたしたちの最善の利益へのコミットメント、尊厳と敬意をもって治療にあたること、わたしたちの秘密を守ること、である。

最善の利益

第二次世界大戦中に起こった残虐な医学研究が明るみに出た後、1948年に、医学の倫理に関してジュネーヴ宣言が採択された。そこでは「私の患者の健康を私の第一の関心事とする」と謳われている。これはヒポクラテスの誓いにおける「私は能力と判断の限り患者に利益すると思う養生法をとり、悪くて有害と知る方法を決してとらない」という一節と呼応している。また、インドの『チャラカ本集』には「昼であれ、夜であれ、たとえ雑事に忙殺されていようとも、汝は汝の患者の苦痛を和らげることに全身全霊で務めよ。汝自らの命と生活のために、汝の患者を見捨てたり、傷つけたりしてはならない」とある。それぞれが示しているのは、個人的な利益や名声はもとより、研究の遂行や、政府ならびにそれに類する機関の要請に応えることであっても、そういったものは医療従事者の意思を最終的に決定する要因にはなりえないということである。それを決定する要因は常に、患者の最善の利益でなければならない。

とは言っても、いったい何が患者の最善の利益なのかを決定することは、いつも容易であるとは限らない。以下に問題となりそうな臨床の場面を三つ挙げるので、考えてみてほしい。⑴自殺を試みて薬物を大量に摂取した20歳代の女性のケースである。それを発見した隣人が救急車を呼んだ。女性は病院に行くことを拒み、死なせてほしいと言っている。この状況下で、救急救命士がすべきことは何だろうか。女性にとって最善の利益になると考えて、強いて病院に搬送すべきだろうか。それとも、女性の言うままに死なせるべきだろうか？⑵壊疽を起こしている足の切断術を医師から勧められている老婦人のケースである。医師は命を救うには切断術しかないと老婦人に言っている。しかし老婦人は気が弱っていて、一本の足で余生を永らえるよりも、早く死んだほうがましだと言っている。この場合、医師は老婦人の訴えを却下して、手術を断行できるだろうか？ ⑶認知症が進行した大学教授のケースである。認知症になる以前、教授は精神的能力を欠いてまで生き続けるのならばむしろ死んだほうがいいと言っていた。けれども、現在の教授は、認知症の進行により自分の状態に気づくことはないが、本当に幸せそうに見える。そうしたとき、教授が肺炎を発症した。抗生物質の投与で治療可能だが、教授の以前からの思いを知っているその医師は、教授を治療すべきだろうか？

この三つのケースを通じて、実は同じ問いが投げかけられている。いったい、患者の最善の利益を最もよく判断できる者とは誰なのだろうか？　そして、その判断はどのような根拠に基づいてなされるのだろうか？　この問題が先鋭化するのは、取りも直さず、生きるか死ぬかの状況であり、また、医師・医療チームが患者の治療拒否に際して「これは間違っている。拒否はこの患者にとって最善の利益にはならない」と考えている場合である。こうした状況において、患者が知的能力を失する前に事前指示書を作成することを認めるような法整備は問題解決の助けになりうる。また、患者に代わって意思決定を行う権限を付与された代理人を前もって選定することも同様である。とりわけ(3)の老教授のケースでは、こうした事前指示書や代理人の選定が有効であるように思われる。「認知症を患って生きるよりもむしろ死を」という選択を尊重することができ、患者の苦痛を除去して快適さを確保することは別としても、それ以上は疾患に介入しないということになるだろう。（なお、本章の後半で終末期の意思決定について論じる際に、こうした治療の差し控えについてもう一度取り上げることにしよう。）他方で、(1)の自殺しようとする女性のケース、(2)の致命的な結果を招くにもかかわらず足の切断を拒む老婦人のケースについてはどうだろうか。若い女性も老婦人もよりよい判断に逆らって行為していて、自分自身の最善の利益がいったい何なのかを完全には理解していないのだ、と言うことができるのではないだろうか。

明らかに、「最善の利益」という言葉が何を意味するのかについて、本当に注意深く考える必要がある。誰しもが常に自分自身の最善の利益について最上の判断を下せるわけではない。わたしたちは時に愚かな振る舞いをし、衝動的に行為してしまい、そして時間が経ってから振り返って、自分のなした行いが最善のものではなかったことを知る。そのため、刹那的な望みを満たしても、それは後になってから考えたときの「最善の利益」とは異なる。事態が深刻になるのは、治療を拒否することが自分自身の意思決定を後悔する機会さえも奪う――なぜなら死んでしまうから――場合である。こう考えていけば、はじめのうちは患者が医療的介入を拒んでいようとも、それが命を救うためになされる介入であれば、医療従事者にとって適切で標準的な医療行為だということになる。

けれども、患者本人よりも医療従事者のほうがその患者の最善の利益を知っているというのはそれほど確かなことだろうか？　第2章で説明した道徳理論に立ち戻ってみよう。すると、それぞれの道徳理論がこの疑問についてそれぞれ異なった答えを導き出すことがわかる。もし、結果を総和的に計算するという単純な話であれば、医学的専門知識は限定的だが助けにはなる。というのも、患者が治療を拒んだ場合にいったい何が起きるのかを、その人に示すことができるからである（たとえば、下肢切断術を拒否すれば、おそらく感染症の拡大を招き、死に至るだろう）。しかし、医療従事者は特定の個人に対して、結果が全体として善くなるのか悪くなるのかを言うことはできないのである。結果の善し悪しは、どうしても個々人それぞれが判断せざるをえない。ところが、医学的事実や医学的結果について知られている事柄を超え出て、医師はいつも最善の道を知っているのだという考え方がある。こうした考え方は医療パターナリズム（医療父権主義 medical paternalism）と呼ばれている。医療パターナリズムにおいては、医師は患者が愚かな選択をするのを正したりして、まるで子どもを制する親のように振る舞う。しかしながら、もちろん患者は医師の子どもではない。だからこそ、たとえそれが端から見ればどんなに愚かな意思決定であっても、患者には自分自身の意思決定に従う権利があるのである。そこで第二の考え方、すなわち、自律性という概念が登場する。自律性を軸にして最善の利益について解釈すると、医療従事者は患者に対してアドバイスをすることはできるし、さらに、下された意思決定がしっかりと熟慮されたものかどうか確かめようと、患者と議論することもできる。とはいえ、最終的に選択をするのは、患者自身に他ならない。

最善の利益について判断するための第三の道は、徳倫理学の考え方による。徳倫理学においては「人間性の開花」という概念が鍵になっている。すると、徳倫理学の観点からすれば、患者の最善の利益は、患者が医療従事者の助けを借りながら思慮深く自分の選択についてあらゆる視点から吟味することを通じて得られる。患者は医療従事者の助けを得て、自分がいちばん心を砕いていること、人生の目的と考えるもの、そういったことに自身の選択がしっかりと適合しているかを熟慮する。認知症が進行した老教授の例を思い出そう。教授が認知症を発症する以前に示した意思決定の根拠となっているのは、教授が自分にとっていちばん大事と思うもの（知的な探究）、そして、どれだけ認知症という状態が――それはまさに教授には知りえない状態なのだが――家族や友人を苦しめるのかという教授の思い、そうしたものなのである。他方、自殺を試みた若い女性の話についてはどうだろう。死にたいとまで願うからには、何か女性の人生を左右するような退っ引きならない問題が生じているに違いない。もし女性に時間があれば、そして自分の人生を見つめなおすことに手が差し伸べられれば、女性はもしかしたら死とは別の活路を拓くことができるかもしれない。このように、「最善の利益」という概念はいつも複雑であり、それぞれの患者個人の状況に立ち入らないとわからないようなものなのである。前もって医療従事者が「一般に人々にとって何が最善か」を考えたとしても、それは「最善の利益」とは程遠いのである。

尊厳と尊敬

これまで最善の利益について論じてきたが、この流れで医療従事者が患者と取り結ぶべき関係性の質について説明するのが自然だろう。そのあるべき関係性の根本を一言でまとめてしまえば、「人格としての患者」である。言い換えれば、患者は単なる症例として、いわゆる「興味深いケース」として扱われるべきではないということである。患者を人格として尊敬するということは、患者一人ひとりの要望・願望の機微に敏感であるということであり、さらに、医療従事者の時間と労力にかなりの負荷がかかろうとも、患者の心配事や質問を十分な時間を割いて聞き取り適切に応答するということである。とりわけ後者は治療法についての同意を求める際には重要な観点となる。同意を取得するという行為は、時に単純に説明同意文書にサインをしてもらうだけのイベントと思われがちである。しかし、本当であれば、同意取得というのは患者（同意能力が備わっている患者）が意思決定に積極的に参加することを可能にするプロセスのことを指すのでなければならない。そうした同意が有効かどうかは次の三つの特徴を備えた同意なのかどうかが鍵となる。すなわち、情報が与えられていること（informed）、同意能力があること（competent）、自発的であること（voluntaty）、である。一つひとつ見ていこう。

インフォームド・コンセント

十分に情報提供されたうえで治療に関しての意思決定がなされるとすれば、患者はいったいどれだけのことを知る必要があるのだろうか。この問いは、医療倫理学においても、医事法学においても、よく議論の的となる。医学は高度に専門的な学問領域であり、各科の専門家になるためには長い年月におよぶ訓練が要請される。それゆえ、医療従事者と患者の間には常に「情報量のギャップ」がある（とはいえ、インターネットが出てきたことで、このギャップも少しは縮まってきたかもしれない）。そこで、医療従事者に課せられている責務とは、患者にわかる言葉でコミュニケーションを図り、必要な情報を端的に伝えること、そして、患者が理解したかどうかを確かめることである。この「必要な情報」に含まれる事項とは、医師の提示した治療法が選ばれた理由、その治療法の特徴、可能な他の治療法（もしあれば）、予想される効果（副作用やリスクも含めて）、もし患者がその治療を行わなかった場合の帰結、といったものである。なかでも最も困難なのはリスクに関する部分であり、瑣末なものまで含めると長大なものとなるかもしれないリストの中から、提供する情報に何が含まれていなければならないかを決めなければならない。これについては、副作用の重篤度（たとえば、死亡ないし重度心身障害）とその可能性の度合に関して定めることが必要である。大体の目安として（裁判所の判断も参考にすると）、一般的に「理性ある人」が知りたいと欲するようなリスクについてはすべて説明すべきであるが、加えて、特定の個人にとってとても重要なリスクがあるとすれば、その可能性がたとえ低くとも伝えるべきである。（たとえば、プロのアスリートであれば、敏捷性やバランス感覚が失われるリスクについて、それがどんなものであれ知りたいと望むであろう。）

同意能力

では、同意ができないような患者の場合、どうしたらよいのだろうか。同意能力は患者が情報を受け取り理解する能力と関連しているが、同時に、その情報を覚えておく能力、その情報を意思決定のために利用する能力とも関連する。すると、明らかに同意能力を欠いている患者の例を挙げれば、乳幼児、意識を失っている患者、重篤な精神障害によって心的能力を重篤な仕方で欠いている患者、脳に外傷を負っている患者、認知症が進行している患者となる。しかしながら、医学的診断（たとえば精神疾患）があるからといって、それに基づいて一概に同意能力の欠損が推定されてはならず、そのときどきの具体的な意思決定事項に沿って患者の同意能力についての評価を入念に行う必要がある。また、（国によって異なるが）小児・未成年者の場合は年齢によって法的に同意することができないかもしれない。しかし、たとえそういった場合であっても、状況を理解するのに十分な年齢に達しているのであれば重要な意思決定の場面に参加することが求められるし、さらに、賛意（アセント）が得られるような努力がなされなければならない。そして、してはならないこととして、医師が患者の意思決定を愚かと見なし、まさにその考えに基づいて患者に同意能力が欠けていると判断することが挙げられる。したがって、先ほどの下肢切断術を拒否している老婦人のケースについて考えてみると、治療を拒否していることをもって同意能力が欠如していると判断するのは十分な理由とは言えない。老婦人が十分に情報提供されたうえで意思決定を行う能力を欠いているという何か他の根拠を示さない限り、本人の同意なしで手術を行うことはできないのである。

自発的な同意

治療についての同意決定は正真正銘、患者の自由な選択でなければならず、強制されて同意するようなものであってはならない。（万が一、患者が自由に選択する機会、介入を拒む機会を与えられていなかった場合には、医療従事者は暴行罪で有罪となりうる。）残念なことに、自発的な同意を得なかった例は、歴史上枚挙にいとまがない。第1章で述べたような研究においてのみならず、治療においてもそうなのである。20世紀の初頭には、アメリカのいくつかの州でもヨーロッパのいくつかの国においても、知的障害者および各種の精神疾患の患者に対して不妊手術を行うことが普通だった。患者の人生に甚大な介入がなされたにもかかわらず、患者は拒否する機会も与えられなかったのである（Black, 2003を参照）。しかし、このような身体的強制の他にももっと微妙なタイプの強制がありうる。たとえば、医療従事者は患者に対して、自分の治療方針に従わないのならば治療をしないと言下に述べることで脅かし、治療方針に従わせようとするということも考えられる。また、家族も患者に対して、当の患者はもう十分だと思っているのに、治療を受けるようにと心情的なプレッシャーをかけることがありうる。(たとえばがん患者の例で、患者自身はすでに死期が迫っていると悟っていて安穏として死を迎えようと、治療に伴う副作用は避けたいと考えているのに、家族が化学療法を継続することや根治手術を受けるように説得するような場合がある。) とはいえ、第3章でも指摘したように、文化によっては家族の希望が患者にとってきわめて重要となることもあるのであり、その場合には、患者は家族が皆で決めた事柄を望むことになるだろう。いずれにせよ主眼としなければならないのは、患者が自分自身の価値観に基づいて本当に自由に選択しているかどうかであり、その価値観には家族にとって大切なこと、近しい友人にとって大切なことが含まれうるということである。

患者が意思決定する能力をもっていなかったり、あるいは、能力を失っていたりする状況は、医療者 - 患者関係にとって決して珍しいことではない。こういう状況においてこそ、先に述べた尊厳という概念が中心的役割を果たす。尊厳とは、患者がどんな状態であろうと、損傷や障害を負っていて健常者にできることができなくなっていようと、わたしたちと同じ人間として尊敬するということである。思えば、現代の医学はいとも簡単に患者から尊厳を剝ぎとってしまう。行き着くところまでいけば、患者はいろいろなハイテクの医療機器につながれて、無防備で無力な単なる肉体と化してしまう。もちろん、尊厳を損なうこうした行為は、時には生命を救うために不可欠である。しかし、患者に死が不可避的な仕方で迫ってきているような状況では、そこで必要なのは親身なケアのはずなのに、代わりに無益な医学的介入がなされるという仕方で医療技術が用いられることがありうる。精神的ないし身体的に非常に重篤な障害を抱える患者への長期にわたるケアの場合、尊厳を損なう事態は必ずしもハイテクな医療機器によってもたらされるわけではない。むしろ、患者が「植物」として扱われる可能性があることが問題である。たしかに、水や食事はしっかりと与えられ、身体も清潔に保たれる。けれども、各々がかけがえのない人生の歩みと豊かな感情をもつ、わたしたちと同じ人間としては、もはや扱われないということが起こりうる。一部の介護施設においては身体的拘束あるいは**薬による拘束**が行われることがあるが、そうした処置は患者を「植物」として扱うという態度を助長させてしまう。それも患者の安全を確保するために拘束するのであればさておき、スタッフの都合で拘束するとなればなおさらである。そうなってしまえば、もはや医療従事者は単なる管理人に堕することになる。すなわち、自分の世話ができなくなってしまった患者、治療について意思決定することができなくなってしまった患者を、もはや何ら価値をもたない物体として管理するだけの人になってしまうのである。それは、すべての患者を固有の権利をもつ人格として扱うという、医療専門職の理想の本質的部分を放棄することに他ならない。

守秘義務

医療者 - 患者関係の特徴として、最後に守秘義務を挙げよう。医療従事者は患者の人生の最もプライベートなところにアクセスできるという特権をもっている。診断や治療に必要であれば、医療従事者は患者の体のどこであれ、見たり触れたりすることが許されているだけでなく、微に入り細に入り患者の人生に関する私秘的な情報を入手することも可能である。だからこそ、守秘義務が医の倫理の要石となっているのであり、また、古代ギリシアの「ヒポクラテスの誓い」やインドの『チャラカ本集』の時代から、患者に関する秘密保持が謳われているのである。理論的には、守秘義務の重要性を根拠づけるのに大きく分けて二つの理由が用いられうる。なかでも有力な理由は、医療従事者は患者のプライバシーと自律性を尊重する義務を有するというものだろう。なぜなら信頼があればこそ、患者は身を委ねて個人情報を医療従事者に渡すことができるからである。翻って言えば、患者の治療とケアに貢献することのない第三者に対して、万が一医療従事者が患者の情報を漏らした場合には、患者と医療従事者の間に築かれた信頼は反故にされるということになる。（ただし、研究目的などで、患者が情報の開示について特別な同意を与えている場合にはその限りではない。）次に、守秘義務の重要性を根拠づける二つ目の理由として、帰結主義による説明が挙げられる。もし、患者が自分の個人情報が守られておらず、第三者に渡っている可能性があると知ったらどうなるだろう。おそらく、患者は医療従事者に重要な事実を隠すようになるのではないだろうか。あるいは、信頼関係が失われ、患者はもう医師の診察をまったく受けなくなるかもしれない。そうすれば、患者の健康にとって重篤なリスクを呼び込んでしまうばかりか、患者以外の誰かの健康にとってもリスクを生じさせるかもしれないのである。（性感染症についての情報を秘匿する場合などがこれにあたる。）

当然のことながら、守秘義務とは、最初に情報を提供された医療従事者ただ1人だけが当該の情報の詳細について知るのを許されている、ということを意味するものではない。医療従事者はチームで働くのであり、患者に関する情報はチーム全体で共有されている必要がある。さらにはより広く、患者が関係する医療従事者すべてに情報が共有されている必要があるのである。こうした医療従事者間の情報の共有がなければ、患者は適切な治療を受けることはできないし、ときには危険な治療に晒されることさえも考えられる。しかしながら、それでもプライバシーに関わる情報は「必ず知っておくべき事項」に基づいて共有されるべきである。たとえ患者が医師に個人的な情報の詳細な部分について打ち明けたとしても、それはその医師だけに向けてこっそりと伝えられた情報で、かつ、必ずしも患者がそのときに行っている治療とは関係ない事柄かもしれない。こうした理由から、いったい何を診療録に入力すればいいのかということについて、医師をはじめとした医療従事者は注意深く考える必要がある。もし診療録に記録してしまえば、他の医療従事者と共有される情報ということになってしまうからである。（他方で、将来の効果的な治療を確保しておくのに明らかに必要な情報であれば、それを患者が診療録から除外してほしくともそれはできないというような場合も考えられる。）

守秘義務が大事なのは当然のことであるが、この守秘義務を敢えて破らなければならないという場合もありうる。それは、法の要請に応じて情報を譲渡する場合が一つであり（たとえば、感染拡大の恐れがある感染症について報告することを定めている法律など）、もう一つが情報の秘匿によって第三者に危害がおよぶリスクが高まる場合である。この後者の理由による情報開示に関して有名なのがタラソフ事件である。事件は1970年代にカリフォルニア州の裁判所で審議され、最終的には州の最高裁判所で争われた。この事件の被害者はタチアナ・タラソフ（Tatiana Tarasoff）であり、別れた交際相手に殺害された。交際相手の男性は以前からカウンセラーにタラソフの殺害をほのめかしていたため、カウンセラーは警察に対してリスクを警告しており、精神病院に拘禁すべきだと告げていた。しかしながら、警察は交際相手の男性から聴き取りをしたほかは特に何もせず、具体的な脅威は気づかれないまま、結果として予防的な拘束は行われなかったのである。カリフォルニア州最高裁判所の判断は、カウンセラーと精神科医には具体的な脅威について被害者となる可能性のある者および警察に対して警告をする義務があり、被害者となる可能性のある者の安全を確保する必要があるというものだった。この裁判所の決定は、特定の個人に対して明らかな脅威が迫っている場合には守秘義務は破棄されるべきであるという一般原則を導くものである。もう一つ例を挙げよう。HIV陽性の患者が性的パートナーにそのことを告げるのを拒否しているという場合である。最もよいのは、患者を説得して自らパートナーに事実を知らせるよう仕向けることである。しかし説得がうまく行かなかった場合には、医療従事者がパートナーに伝えなければならない。ただし、それはあくまでもHIV陽性の患者本人に対して、医療従事者の口からパートナーにその旨を伝えるつもりであるということを教えた後でなければならない。他にも、健康状態によって自動車の運転に危険が生じる場合、また、タラソフ事件がそうであったが殺人や強姦など悲惨な犯罪に医療情報が関わる場合には、警察をはじめとする各関連機関への情報提供が必要である。しかし、こうした事態はあくまでも非日常的で例外的な事態である。そういった例外的な場合を除いた他のすべての状況において、医療者と患者の「厳粛な信頼関係」は決して反故にされてはならない。秘密は守られなければならないのである。

3　生まれる前の生命

ここまで医療従事者と患者の関係についての本質的な部分を説明してきた。ここからは、医療倫理の個別のテーマについて見て行くことにしよう。最初は生殖医療にまつわるジレンマである。このトピックは臨床倫理の中でもとりわけ議論が百出しており、お互いの意見がまったく相容れないということもよく起こっている。

妊娠中絶

胎児の生命を絶つことは道徳的に許されるのだろうか。仮に許されるとして、それは発達のどの段階までであり、どういう根拠に基づいて許されるのだろうか。こうした問題をめぐって、多くの国では意見が二極化してきた。「胎児の生きる権利」対「女性の選ぶ権利」という対立がそれである。論争が激しくなり、行き過ぎて、診療所が暴徒に襲撃されたり、中絶手術を行った臨床医が殺害されたりする事案も発生している。すべての宗教がおしなべて妊娠中絶に反対しているわけではないが、中絶をめぐる議論において、宗教が果たしている役割は大きい。ローマ・カトリック教会の教義によると、胚は「受精したその瞬間から」人であり、それを突き詰めて「妊娠中絶は罪のない幼い子の殺人だ」と考える人たちもいる。福音主義のキリスト教、正統派ユダヤ教、それにイスラム教の一部の学者など、他の宗教・宗派の中にも、妊娠中絶をまったく認めていないか、母体の生命のリスクや強姦による妊娠などかなり限られた状況でしか中絶を認めない例が見られる。しかしながら、第3章でも説明したように、この問題について（他の問題もそうだが）、特定の宗教を信仰するすべての信者の信念を代表できるような単一の倫理的見解などない。ローマ・カトリック教会の「胚／胎児は受精の瞬間から人である」という教義にしても、それはせいぜい19世紀、ローマ教皇ピウス9世による聖座宣言に遡ることができる程度である。とはいえ、カトリックの教義によると、こうした聖座宣言は不可謬であって、ピウス9世に続く教皇は誰もこの見解から逸脱していない。しかしながら、それ以前のカトリック教会はユダヤ教の伝統に類似した立場を採っていた。すなわち、胎児に生命が注入されるのは受精の瞬間よりももっと後で、「胎動初感」と呼ばれる母親が初めて子宮に赤ちゃんが動くのを感じたときであると考えられていた。

妊娠中絶の道徳性についての問いを含め、実にさまざまな倫理学的課題が胚／胎児の地位に関する見解の不一致を取り巻いている。これは、単なる科学的記述の問題ではない。「人」という語は評価語であり、記述語ではないのである。すなわちそれは、人間の一生の始まりの時点における細胞塊の身分についての主張を表している。妊娠中絶反対派の見解を一つ見てみよう。それによると、受精の瞬間に創造された存在は遺伝学的に（両親の遺伝子の結合の結果として）ユニークなのであり、だからこそその存在（細胞塊）は個別の人間として受け止められなければならない。しかし、こうした主張はさまざまな概念的困難を招くことになる。たとえば、子宮に着床しなければ受精卵は月経時に失われること（にもかかわらず、誰もそれを悼んだりはしない）、胚が分割して一卵性双生児となること（この場合はユニークな一個人とはならない）、着床後に胚が人間としての性質を発達させていく段階のどこかでエラーが起きて良性の奇形腫になること、こうした場合を考えれば受精の瞬間に創造された存在を個別の人間と受け止めることには概念的困難が生じるのである。したがって、妊娠中絶容認派の人々は、胚／胎児はせいぜい人の生命の萌芽、すなわちいずれ一つあるいはそれ以上の人間の生命となるものの始まりではあるが、だとしても人としての個別の存在からはかけ離れたものである、と主張することになる。こうした考え方は漸進主義とも呼ばれるが、それによると胎児は人間としての性質を徐々に発達させていくことで道徳的重要性を増していく存在と見なされる。それゆえ、潜在的な人という観点に照らして「胎児の生命に対しての尊敬」が常に払われなければならないが、新生児に対して与えられるような完全な保護までも提供される必要はないとされる。こうした漸進主義の考え方には、何が道徳的に許容可能かを定めるための胎児の発達段階における節目の指定が含まれている。たとえば、受精後14日目になると原始線条が現れるが、神経系の発生の初期に当たるそれが人間の生命の始まりと見なされて、胚の研究利用や胚からの幹細胞の採取のための線引きの基準として使われるようになっている（この論点については本章の後半でまた戻ってこよう）。また、「生存能力」に訴えて、子宮外での生存が技術的に可能となる妊娠23週目から25週目の時点を、妊娠中絶を正当化しうる期間の制限として用いることができる。

しかし、こうした漸進主義的な考え方は、「右派」からも「左派」からも批判されうるものである。妊娠中絶の徹底的な禁止を求める人たちは、妊娠というのは連続的な状態変化なのであって、実際には節目となるような転換ポイントなどなく、したがって人間的価値を受精の後のどこかの時点で成立させようという試みは常に恣意的にならざるをえないと指摘する。そうだとすれば、胚が完全な人であるかどうかの一番安定した線引基準は、受精という明確な出発点に求めるのがよりよいと主張するのである。他方、必要に応じて妊娠中絶を擁護する人たちの中には、発達段階の議論をさらに推し進めて、「人性（personhood）」（自己認識と自身の人生を評価する能力とに照らして語られる人間のあり方）は出生したとしてもまだ生じてこないのであり、誕生後の発達の段階を経て数ヶ月、あるいは数年をかけて獲得されるものであると主張する者もいる。そうするともはや、妊娠中絶と嬰児殺しとの間にも線を引く必要がないということになり、いずれも両親が取りうる可能な選択肢に含まれることになってしまうとして漸進主義を批判するのである。

先にも述べたように、こうした論争における道徳的立場の違いは互いに相容れないもののように思われる。しかしここで重要になってくるのは、胎児ばかりに焦点を絞って議論すべきではないということである。ついわたしたちは母親 - 胎児の共存関係――この共存関係は出産によって終わる（あるいはより早期に流産ないし人工妊娠中絶によって終わる）――について論じるのを忘れがちである。こうした状況における女性の道徳的ジレンマを、わたしたちはどうすればしっかりと正確に描き出すことができるだろうか？　女性の読者であれば気づくかもしれないが、著者であるわたしも含めて、男性はこの母親 - 胎児の共存関係という側面について見落としがちである。あるいは、男性は女性の選択について（まるで「父親」のように）偉そうに上からの目線で物事を言い過ぎだと思われるかもしれない。妊娠した女性が中絶を考えるとき、そこにはあまたの理由がある。ひどい例としては、強姦の結果妊娠した場合や、近親男性による性的虐待の末に妊娠した未成年の少女の場合などがある。また、妊婦が心臓病を患っているなど、妊娠を継続することが健康――身体的なもののみならず精神的健康を含めて――を阻害する恐れがある場合もある。また、生まれてくる子が障害をもっている可能性も中絶するかどうかに影響を与えてしまうのであり、血液による出生前検査や超音波検査などがそのために用いられるという実状がある。その他にも、妊娠中絶の理由には「社会的理由」と呼ばれるものがある。たとえば、経済的支援がないので１人では赤ちゃんを育てることができない女性、貧困によってこれ以上の子どもを養育できない家族、生まれてくる子の性別が「望ましくない」とき、意図しない妊娠が女性の描く人生設計に干渉してしまうとき、こういった場合がそれにあたる。

明らかに、以上に挙げた理由は道徳的な説得力の大きさに違いがある。たとえば、社会的な不都合というのは人間の生命の可能性を摘むことを正当化するには弱過ぎると感じる人が多いのではないか。その一方で、妊娠中絶の絶対的禁止を主張する人は、たとえ自分の父親によって妊娠させられた女性であっても9ヶ月間の妊娠を耐えて子どもを出産し、さらにその子を（おそらく）養子にやるか養護施設に預けるかするまで耐えなければならないという主張にコミットすることになる。また、こうした中絶の絶対的な禁止を唱える立場に従えば、中にはまだ生まれていない子どものために死のリスクを負わなければならない女性も出てくる。もしかしたらその女性には他に養わなければならない子がいるかもしれないにもかかわらずである。だからこそ、多くの著述家がこれはまさしく女性の選ぶ権利——自分自身の身体と現在および未来の健康状態について選ぶ権利——に対する重大な侵害だと考えているのである。その場合によく提唱されるのが、少なくとも妊娠3ヶ月までは中絶に制限を設けないというものであるが、それは妊娠3ヶ月目までの胎児はまだ自立して生存する可能性がほとんどないということによる。また、全面的な中絶禁止に対しては、帰結主義者からの強力な反論もある。妊娠中絶を絶対的に禁止するような法律が制定されている国では、闇での中絶手術が高い頻度で行われるようになる。その場合、不十分な医療技術により、多くの女性が重篤な疾患にさらされ、さらには死亡する場合も出てくると帰結主義者は主張するのである。

別の視点から見てみよう。胎児は完全に妊婦に依存して生きている。このことは、妊婦に胎児の生命を守らねばならないという特別な道徳的義務を課すことになるのだろうか？　哲学者のジュディス・J・トムソン（Judith Jarvis Thomson）（Thomson, 1971）は、次のような思考実験を提示して、その答えがノーであることを論じた。想像してみてほしい。あなたがある朝目を覚ますと、あなたの体になぜか男性の身体がつながれていた。その男性は世界的に有名なヴァイオリニストで、腎臓がうまく機能していないのだが、もしあなたの体と9ヶ月間つないだ状態にしておけば、腎臓は完全によくなって、あなたの体と分離させることができるだろう。さて、あなたには男性とつながれ続けることに同意しなければならない絶対的な道徳的義務があるだろうか？　トムソンによれば、つながれ続けることに同意するとすればそれは称賛に値するが、それは決して強制されるものではなく、あなたはその措置を拒む正当な権利をもっている。したがって、たとえ胚は受精のその瞬間から完全な人であるという主張が正しいとしても、女性の妊娠中絶が道徳的に悪だということがそこから帰結するわけではない。女性は選択の権利をもっているのである。――このようにトムソンは結論した。

哲学者というのは自分の理論の正しさを証明するために本当に奇妙な物語を考えるものである。しかし奇妙とはいえ、確かにヴァイオリニストの思考実験には考えさせられるものがある。中絶せずに妊婦でいることやそれに続く出産の痛みを、こうした事態を受け入れられずにいる女性や絶対に妊娠したくないと思っている女性に強制することはどのようにして正当化できるのだろうか。その一方で、妊娠が進行するにつれて胎児はどんどん赤ちゃんらしくなり、刺激に反応するようになってどうやら痛みを感じているようになると、それでもこの生命を終わらせると決心することは、必ずや困難な道徳的選択を伴うに違いない。そのように考えていくと、漸進主義的な考え方は、曖昧だという批判はつきものではあるけれども、まさに選択を迫られている妊婦とその医療チームの拠り所になるものであり、また法制化の際には導き手となるものである。

生殖補助医療

妊娠中絶をしようとする人がいる一方で、その反対側の極には、何とかして妊娠したいと渇望する人たちがいる。不妊は男性であれ女性であれ多くの人の悩みの種であり、もし何とかなるのだったらどんな苦労も惜しまないという人はたくさんいる。この数十年、生殖補助技術の多大な発展があり、不妊で悩む男女に希望を拓いてきた。最も簡単な方法として人工授精がある。人工授精は女性のパートナーの精子を使う場合と第三者の精子を使う場合があるが、女性の身体の中で卵子に受精させることが試みられる。女性が自ら受精させることもでき、俗にターキー・ベイスター法[1]と言われている。さらに大きな可能性を拓いたのが、体外受精である。体外受精は精子と卵子とをまずそれぞれ男性と女性から採取した後、実験室の環境下でその精子と卵子を一つにする方法である。体外受精によって、メディアでよく言われる「試験管ベビー」が誕生し

1）　ターキー・ベイスターとは、ローストターキーを作るときに使用するスポイト状の調理器具のことである。

た。しかしながら、実際に子どもが試験管の中で育つわけではない。一つないし複数の受精卵を女性の身体に戻して女性のお腹の中で育つのであって、どこか外部の環境で育つわけではないのである。

1人の赤ちゃんに5人の親？

生殖に関する新しい技術は子どもに恵まれない世界中の多くのカップルの助けとなってきたが、新たな社会的・倫理的ジレンマがもたらされる可能性も同時にもたらしてしまった。男性と女性が性交渉をして子どもを儲けるという伝統的な方法とは異なり、現在では当事者を完全に次の三つの立場に分けることができる。すなわち、(1)子どもを求めるカップルあるいは個人、(2)子どもを作るための精子や卵子の提供者、(3)子どもの産みの母、という三つの立場である。精子、卵子、胚は後々に使用するために凍結させておくことが可能である。また、胚をお腹に移植する場合に、移植された女性と胚との間には遺伝的関係は特に必要ではない。かくして、1人の子に5人の親がいるという事態がありうるようになる――卵子と精子（合わせて配偶子という）の提供をせずに子をなすことを委託する男女、配偶子のドナーとなる男女（この2人は匿名のままかもしれない）、そして胚を移植されて出産することになる代理母、計5人である。さらに、生殖補助技術は別の可能性も拓くことになる。たとえば、生まれてくる子の遺伝上の父親と性交渉することなしに妊娠する独身女性、胚の提供を受けることで閉経後の女性が妊娠すること（これは自分の娘のために代理母になるケースが考えられる）、女性同性愛カップルが提供された精子を使ってどちらか一方のパートナーが妊娠するよう図ること、男性同性愛カップルが自分たちのうちの1人と遺伝的関係のある子を得るために代理母に出産を依頼すること、こうした事例を挙げることができる。

事態が複雑化する中、こうして新しく出てきた生殖補助技術の規制に特化した法律（ときに監視団体の創設を含む）がいくつかの国で制定されるようになった。しかし、法律も規制もない国も多く、そうしたところでは先にリストアップしたような生殖補助技術の利用はまさに「消費者の選択」になってしまっている。アメリカの州のいくつかでもそうなのであるが、そこでは配偶子を取り引きすることも、代理出産のために金銭を支払うことも特に禁止されていない。さらにはノーベル賞受賞者の精子だとか、知的で美人な若い女性の卵子だとか、いわゆる「魅力的な製品」を売り込む広告まで出されるようになっている。当然のことながら、こうした発展のあり方には、いくつもの倫理的懸念が提起されることになる。たとえば、家庭生活への影響、子どもの福利、「デザイナー・ベビー」の可能性等がそれにあたる。

家族とは何か

ローマ・カトリック教会は、生殖補助技術の発展に関しても、ほとんどすべての点にわたって反対派の最前線に立ってきた。いくつかの生殖補助技術において胚の滅失が考えられるという理由もあるが、それはいわば部分的で、生殖補助技術が「自然な生殖」から逸脱しており、それゆえ家庭生活や子どもの福利にとっての脅威となると考えられているためである。第３章で説明したトマス・アクィナスの教義に基づくカトリックの伝統を思い出してみよう。アクィナスは自然法という理念を推進した。自然法というのは、自然界（この「自然」にはわたしたちの人間本性も含まれる）に本来的に備わっている命令を記述したものである。神がわたしたちに「かくあるべし」と意図したことに従って、自然法はわたしたちを導いたり制限したりするのである。この教義によれば、自然法を知るためには宗教的信仰は必要ではなく、理性をもつものであれば誰でも自然法を見定めることができる。こうした教義を性交渉や生殖に当てはめることで、子どもは１人の男性と１人の女性による一夫一婦制の結びつきによって儲けられるべしというのは自然の命令であり、それを侵犯することは悪に他ならない、とカトリック教会は教えるのである。したがって、先ほど述べたように生殖補助技術を使えばさまざまな仕方で子どもが生まれてくることになるため、教会はその使用を禁止するのである。唯一許容されうるとすれば夫の精子を使った人工授精であるが、これにしても可能な限りは避けるべきものとされている。もっと言えば、避妊にしても「自然な」仕方のものしか許容されず、避妊薬や避妊具を使用することは許されない。許容されうるのは「リズム法」で、これは排卵の時期には性行為をしないことで妊娠を避けようとするという古典的方法である。――しかし、ほとんどの避妊法を認めないことと、妊娠中絶に対する激しい非難というこの二つの処置の結果として、カトリックの国の多くにおいてときに死を伴うほど危険な違法中絶が横行しがちとなっている（BBC, 2009a, CBS News Staff, 2012, *The Economist*, 2007）。

子どもの福利

人間の活動はどれをとっても「自然な」ものと技術的に変化させられたものとの組み合わせであるのだから、カトリックでない者にとっては、こうした教義は奇異に思えるかもしれない。たとえば移動を例にとって考えてみると、わたしたちにとって「自然な」と言えるのは歩くか走るかだけであるが、だからといって乗り物に乗って移動したら非難されるということにはならないだろう。実は、先述した「人」という語と同様に、「自然な」という語もまた評価語なのであり、単純な記述語ではないのである。というのも、「自然な」という語は「かくあるべし」という仕方で人間の能力を指し示し、他のものについては「自然に反している」という烙印を押すものであるからである。話を戻すと、生殖補助技術は母親と父親と子どもからなるかつての標準的な家族像を明らかに混乱させてきており（少なくともいくつかの文化においてはそうである）、それゆえに子どもの情緒面における福利へのリスクと見なされうる。わたしたちは、同じ性の両親に育てられた子ども、1人の親しかもたない子ども、代理母（出産母）と依頼母（社会的母）の両方に育てられた子どもなどについても、その福利について心を砕かなければならないのではないだろうか。

しかしながら、生殖補助技術によって生まれた子どもの福利について懸念したとしても、仮に伝統的な両性の二親の間に生まれ育てられた子どもが一番よいのだという考えを裏づけるような証拠が乏しいのだとしたら、これはもっともな心配だということにはならないのかもしれない。実際、生殖補助技術を脇に置いたとしても、母子家庭や父子家庭で育つ子ども、同性の両親のもとで育つ子ども、産みの親と育ての親（社会的母）が異なる子どもというのは、それこそたくさんいるのである。死別や離婚、同性婚カップルへの親権付与、養子縁組（国によっては、独身者やゲイのカップルによる養子縁組も含まれる）など、さまざまな背景からこうした例が生じている。また、伝統的な家族構成であっても子どもをうまく支えられないという場合もある。子どもが大人から邪魔者と扱われる場合もあれば、さらに、深刻な身体的虐待、性的虐待が隠匿されている場合もあるだろう。すると、子どもの福利という点において鍵となる要因は、家族関係のかたちではなく、子どもが養育される情緒的な環境だということになるのではないだろうか。人工的な手法を用いて授かった子どもは、得てして本当に熱心に望まれた子どもである場合が多く、それゆえ配慮と愛のある環境で育てられることが多いように思われる。

しかしここでも、次のような新しい倫理的問題が生じてくる。子どもはその存在それ自体において価値があると見なされるのだろうか、それとも、親のニーズを満たす手段でしかないのだろうか？（こうした問いがことさらに問題となるのは、たとえば、年を取った人が親になる場合である。生まれてくる子どもは人生の早い段階で、少なくともどちらか１人の親を亡くすということが運命づけられることになる。）ここで生じているのは、生殖補助技術による新しい市場が産み出した単なる魅力的な商品として子どもたちを認識すべきなのかという問題である。

デザイナー・ベビー

先の問題は、体外受精の発展を推し進めていったときに生じるもう一つの結果を考慮する場合により深刻化する。この技術は着床前診断といい、どの胚（複数の胚の場合もある）を子宮に戻すか胚の潜在的可能性を確かめるために遺伝子検査を使用するというものである。着床前診断は遺伝性の疾患の回避という目的で発展してきた経緯がある（嚢胞性線維症など）。着床前診断を使用することで、遺伝子上の変異をもつ胚や特定の疾病のキャリアとなっている胚を特定し、変異をもたない胚を選び出して子宮に移植することが可能となる。しかし、この技術は他の目的でも利用可能である。最もありきたりなのは、希望する性別の胚を選択することだろう。とりわけ提供配偶子を使用する場合にはこの目的がさらに拡張されていって、特定の身長や目の色、知能やその他さまざまな特徴をもつ子どもを得ようと試みられることがありうる。さらに、遺伝子の選択のみならず、胚からある遺伝的特徴を取り除いて他の特徴については増進させるという具合の遺伝子の操作までをも視野に入れると、ついに「デザイナー・ベビー」――「あなたが夢見ていた子ども」――が生まれるということになる。

道徳理論の中には、着床前診断のこのような発展の仕方に関して、特に口を挟まないというタイプもある。その代表はリバタリアニズムである。この立場では「生殖の自律」の理念が強調され、将来の子どもに起こる実際の危害についての明白な証拠が認められないのであれば、親が自分たちの望む特徴をもった子どもを注文するということは完全に個人的な問題に属する事柄であって、国や州の干渉を受けるべきものではないとされる。しかしながら、「商品化」という観点から倫理的懸念が表出されてしかるべきである。子どもはその存在それ自体において尊重されるのではなく、親の所有物へと変えられてしまい、親の思い描く理想の子どもという願望に適合するよう要求されるということになってしまう。（とはいえ、遺伝的情報はその人がどんなふうに成長するのかという観点からすると、本当にただ一つの側面にしか過ぎないのであり、結局、こうした親の願望は潰える運命にある。）義務論でも徳倫理学でも、親の親たる所以は所有者であることにではなく、親としての義務を生じさせると同時に、予期しない幸福や望外の充実感を得る機会を子どもと自分たちの両方にもたらすような親の役割や使命にあると考えられている（Murray, 1996）。こうした考えはハリール・ジブラーン（Kahlil Gibran）の詩にすべて込められている。

あなたがたの子どもたちは
あなたがたのものではない。
彼らは生命そのもの
あこがれの息子や娘である。
彼らはあなた方を通して生まれてくるけれども
あなたがたから生じたものではない。
彼らはあなたがたと共にあるけれども
あなたがたの所有物ではない。
あなたがたは彼らに愛情を与えうるが、
あなたがたの考えを与えることはできない。
なぜなら彼らは自分自身の考えを持っているから。
あなたがたは彼らのからだを宿すことはできるが、
彼らの魂を宿すことはできない。

なぜなら彼らの魂は明日の家に住んでおり、
あなたがたはその家を夢にさえ訪れられないから。
あなたがたは彼らのようになろうと努めうるが、
彼らに自分のようにならせようとしてはならない。
なぜなら生命（いのち）はうしろへ退くことはなく
いつまでも昨日のところに
うろうろ　ぐずぐず　してはいないのだ。
あなたがたは弓のようなもの、
その弓からあなたがたの子どもたちは
生きた矢のように射られて　前へ放たれる。（Gibran, 1980, 初版 1923）[2]

4　臓器移植と再生医療

臓器移植

1967 年、南アフリカの外科医であるクリスチャン・バーナード（Christian Barnard）が初めて人から人への心臓移植を成功させた。レシピエント（臓器を提供された人）はたった 2 週間生存しただけであったが、臓器移植によって拓かれた新たな生存の可能性に世界中が興奮した。（腎臓移植はそれに先駆けて 10 年前から行われていたが、心臓移植は機能不全に陥った心臓の置換ということで画期的な手術であり、世界の耳目を引いたのである。）こうした草創期を経て、臓器移植の可能性は劇的に膨らみ、今では腎臓、肝臓、膵臓、心臓、肺、腸、胸腺と、多くの臓器の移植が可能となっている。（加えて、組織移植も幅広く行われるようになってきており、角膜や――論争のあるところだが――顔面移植なども含まれる。）また、移植の際の拒絶反応を抑制する方法が洗練されてきたことで、生存率も着実に改善してきた。最初の移植が結果としてうまく行かなかった場合に、2 回目の移植手術が行われるというケースも出てきている。

しかしながら、臓器移植の成功は大きな倫理的問題をもたらした。臓器の需要が高まるにつれて、また、糖尿病などの慢性疾患の増加も相俟って、供給さ

2）『ハリール・ジブラーンの詩』（神谷美恵子訳、角川文庫）No. 236-248。

れる臓器の不足が深刻化してきたのである。たとえば、アメリカでは、1日におよそ10人の患者が臓器移植を待つ間に亡くなっているという推計がある。中国の数字はもっと大きく、臓器移植を必要とする患者が150万人いるのに、実施されている手術の数は年に1万件にとどまっている。腎臓と肝臓に関しては、生体からの移植も実施されている。腎臓は二つあるうちの一つを提供してもドナーは生きていけるし、肝臓の場合は、一部を切除してもやがて成長して元通りに戻るからである。(なお、遺体から臓器を摘出することの倫理的問題については本章で後に触れることにしよう。) 生体からの移植のほうが死体から肝臓・腎臓の提供を受けるよりも成功率が高いが、生体からの臓器移植は搾取と同意という観点から深刻な倫理的問題が指摘されている。ドナーがレシピエントの近親者や友人である場合には付随する倫理的問題は少ないかもしれないが、そこにはドナーに対する不当な感情的プレッシャーがあるという問題がつきまとう。とりわけ、子の親に対する義務が重要な道徳的価値と目されている社会においてはなおさらである。(たとえば、生体臓器移植のドナーとなる人が家族の中の女性メンバーに偏っているという可能性が指摘されている (Biller-Andorno, 2002)。) しかしそれよりも懸念されるのは、近親者や友人以外の第三者から臓器提供を受ける生体臓器移植である。ほとんどと言ってもいいほど、この場合のドナーは貧しい国からやってくる。つまり、ここでいう「ドナー」というのは、「寄附」という意味合いからは程遠く、食べるにも事欠く状況にいたり、借金の返済に苦しんでいる人だったりするのである。実際、世界規模の臓器売買の証拠はあまた存在する。「ヘルス・ブローカー」が貧しい人々から臓器を得て、豊かな人々のニーズを満たしているという実態があるのだ。そこでは多額の金銭の授受がなされるが、「ドナー」に最終的に渡る金額は非常に少ない。また多くの場合、貧困から解放されるのは一時的なことに過ぎず、ドナーの健康や雇用の見通しに深刻な影響を与えることもある。

提供される臓器の過少と貧困者の搾取という問題を一挙に解決しようと、いわゆる「統制市場」の導入を提唱する人もいる。そこでは公正な対価の支払いとドナーの健康の安全確保という条件のもとで臓器が提供され、その臓器は最も必要としている人に与えられるという発想である。しかしながら、こうした市場を運営することが実際に可能であり、適切に管理されうるかというと、その見通しは困難と言わなければならない。臓器の取引は一つの国や地域に限定されるものではなく、利益をあげるためにも世界規模のからくりとなり、国境をいくつも越えて、増加の一途を辿る臓器の需要に応えなければならないのである。したがって、WHO（世界保健機関）やWMA（世界医師会）のような国際機関は、どんな形態であれ臓器売買には一貫して反対の立場を採り、必要経費の弁済のみを認める立場を示している。これに関する指針となる原則はイスタンブール宣言において次のように述べられている。

> 臓器取引と移植ツーリズムは、公平、正義、人間の尊厳の尊重といった原則を踏みにじるため、禁止されるべきである。移植商業主義は、貧困層や弱者層のドナーを標的にしており、容赦なく不公平や不正義を導くため、禁止されるべきである。（Participants in the International Summit on Transplant Tourism and Organ Trafficking, 2008）

再生医療

ダメージを受けた身体のパーツを交換・修理する何か別の技術が発見されれば、明らかに、臓器移植のジレンマを避けることができるようになる。こうした望みを切り開いたのが、あらゆる臓器・組織の「建設素材」となる多能性幹細胞の培養技術の進歩である。多能性幹細胞は、人体に備わるさまざまなタイプの細胞になる可能性を秘めている。また、それを体内にもつ人間や動物が生きている限り、絶えず分化を繰り返してさまざまなタイプの細胞を補充し、いわば内部修復システムとしても機能する。幹細胞が分裂する際、生まれた新たな細胞がなおも幹細胞である場合もあるし、筋細胞、赤血球、脳細胞というようにより特定された働きを担う別のタイプの細胞に変化する場合もある。多分化能をもっている幹細胞は、さまざまな組織に分化していくことができる。だからこそ傷害された組織の修復のような治療に向けて多能性幹細胞を使用することが企図されているわけであり、最終的には移植用の臓器を作り出すことさえも目論まれている。つい最近まで、このように初期化されていて柔軟な性質をもつ細胞の供給源は、発生のきわめて初期の段階のヒト胚であった（ES細胞）。しかし、近年、多能性をもつ細胞を成人の細胞（体細胞）から導くという技術が開発され、iPS細胞として知られるようになった。また、多分化能をもつ細胞を患者自身の体細胞から導いて作成する別の技術として**体細胞核移植**があり、これは一般的に「治療的クローン」と呼ばれている。あらかじめ核を取り除いた未受精卵に体細胞核を移植し、クローン羊のドリーを作ったときと同じような技術を使用して細胞分裂のプロセスを誘導するのである。明らかに、この技術は治療で用いられる可能性を秘めている。というのも、この技術を使えば完璧に患者に適合する幹細胞を作り出すことができるので、移植医学に共通する課題である移植時の拒絶反応という問題を完全に回避することが可能だからである。

再生医療（ときに「細胞治療」とも呼ばれる）の発展は、驚くほど広範囲な疾病に対して効果的な治療への期待を大きく拓くものである。しかしながら、再生医療はいくつかの重要な倫理的問題を引き起こすものでもある。その第一の問題はアメリカにおいて大きな政治的論争に発展し、この分野の進展に大きな影響を与えた。ES細胞の作成のために受精後3〜5日の胚から幹細胞を採取することや、体細胞核移植の際に人クローン胚を作成することは、研究ないし治療を推進するための手段として胚を使用することに他ならず、また、いったん目的の幹細胞を採取してしまえばその胚は破壊されることになる。前節において説明したように、胚は人格を有する人と同等の地位をもっていると考える立場からすれば、こうした技術は非道徳的であり、人間を「単なる手段」として用いてはならない、というカントの定言命法にも背くものである。しかし、もし成人の体細胞を誘導して多能性をもたせる技術が完全に確立されれば、この倫理的論争もすぐに終焉するかもしれない。とはいえ、現在のところ、効果的な治療法の開発とプロセスの解明を確かなものとするためには、まだ胚性幹細胞（ES細胞）を使い続けるより他ないというのが科学者たちの大半の見解である。それゆえ、妊娠中絶をめぐる対立と同じように、この対立もまだしばらくは続きそうである。

ただ、最近になって再生医療に影響を与えつつある顕著な倫理的問題がもう一つある。この問題を一言で表すと「期待から詐欺へ」である。世界中で、過大な期待が幹細胞治療に寄せられており、藁にもすがる思いの患者から多額の資金が引き出されつつある。治癒どころか症状の改善をもたらす安全で効果的な方法が確立されたという証拠はほとんどないにもかかわらず、そうなのである。こうした困難の一端は、行政によるこの新しい分野への規制が後手に回り、薬剤や医療機器に対して適用されているような厳しい基準での非臨床試験や市販後調査が適用されてこなかったことにある。再生医療は確かに未来への素晴らしい希望を提示してくれる。しかしながら現時点では、移植に伴う不十分な点や倫理的な不確実さは残るだろうし、すでに確立している他の治療法が用いられ続けるだろうとも思われる。

5　メンタルヘルス

臨床医をはじめとする現場の医療従事者は、専門領域が何であれ、そのキャリア形成の道筋のどこかで必ずメンタルヘルスに関わる問題に突き当たると言われている。世界の疾病負担研究によると、神経精神疾患の占める割合は実に全疾患の13％にのぼる（WHO Department of Mental Health and Substance Abuse, 2011）。最もよく見られる精神疾患はうつ病であるが、他にも、**統合失調症**、**気分循環性障害**（しばしば躁鬱病とも呼ばれる）、摂食障害（拒食症と**過食症**）、**強迫性障害**や**恐怖症**、パニック障害といった神経症性障害など、精神疾患は幅広い。加えて、最も診断と治療が難しいものにパーソナリティ障害がある。よく知られているのは精神病質パーソナリティ（サイコパシー）である。暴力や反社会的行動を取りがちな傾向をもつ人の性質のことで、良心の呵責という自然な感情の兆しがみられない。多くの精神疾患は慢性疾患であり、薬剤を使用して症状をコントロールすることがほとんど唯一の治療となる。また、精神疾患のうちいくつかは命に関わる病気である（摂食障害やうつ病など）。

mad、sad、bad

精神疾患にまつわる倫理的問題は、患者の福利と第三者の安全という二つの異なった側面と結びついている。この問題は、精神疾患の社会的イメージや、あるタイプの精神疾患の患者が他者に危害を及ぼす危険性が公衆に大げさに認知されていることによって増幅されてしまっている。多くの国で、この二つの側面に配慮した法整備がなされている。精神疾患の治療と身体的な疾病の治療との違いが最も顕著な点は、法律によって治療の拒否を阻むことができるというところにある。もし自傷他害のおそれが明白であれば、精神病院への強制的な拘禁を命じることができる。ここでの基本的前提は、mad、sad、badの三つに整理することができる。まず、精神疾患というのは人を「極端な」(mad)状態に追い込む原因となるものだということであり、その場合には患者にとっていったい何が最善なのかということの判断が第三者によってなされなければならない。というのも、患者は治療に同意したり拒否したりする能力を、精神疾患によって奪われてしまっているからである。同時に、精神疾患の患者の一部は自分自身を危険に晒し、自殺へと至る可能性が拭えない(sad)。ただし、こうした自滅的な衝動も適切な治療がなされれば緩和され取り除かれうるものである。そして、一部の精神疾患患者は重大な暴力的行為に身を委ねる可能性がある(bad)。**偏執性妄想**が影響しているとき、幻聴に駆り立てられているとき、行おうとしている行為が悪いことであると気づく能力を失っている場合(パーソナリティ障害)に、他害の可能性がある。メンタルヘルスに関する法律や刑事手続に関する法律は、強制的な病状の査定、治療、拘禁を要求することができるようになっている。非常に重大な事件が起きた場合には、堅牢な精神障害者施設に時限を定めずに拘禁することも可能である。こうしたことを考えると、精神疾患の治療は身体的疾患の治療とはまったく異なっているし、また、精神的に正常であると認められている犯罪者の裁判および量刑に関する手続きともまったく異なっている。

すると、精神疾患領域における倫理においては、個人の自由と社会の制御との間でうまくバランスを取っていくことが課題となってくる。アメリカのいくつかの州では、政治的な反体制派を調べ上げるために、精神疾患の架空の診断が無制限に使用されていた。また、とある社会では――少なくとも過去においては――精神疾患をあざけりの的や笑いの種にし、恐ろしい状態で拘禁して、患者を理解しようとする努力もせず、治療しようともしないということもあった。(英語の「bedlam」という語は「大騒ぎ」とか「騒々しいところ」といった意味であるが、この単語はもともとイギリスにあった王立ベスレム病院という精神病院から来ている。中世にまで遡ることのできる病院であるが、人を人とも思わないような過酷な治療を入院患者に施すところとして悪名が高かった。)とはいえ、現代においてはこれらの広範な精神疾患の患者に対してより人道的な扱いがなされていることは確かであり、とりわけ最も一般的な精神疾患であるうつ病については、効果的な治療法も数多く見出されてきた。しかし、社会的なスティグマはなお残り続けている。今倫理的に課題となっているのは、患者が自分自身の人生をコントロールしていると感じ、また自尊心や社会的に受け入れられているという感覚を再び感じられる状態を取り戻すことができるような方途を模索することに他ならない。

6　終末期——人生の終わり

死さえも乗り越えることができる、という近代医療が時に生み出してきた幻想をよそに、現状では、人間はすべて遅かれ早かれ死ぬものである（「死さえも乗り越えることができる」という考え方については次節でさらに論じることにしよう）。したがって問題は、「わたしたちは死ぬのかどうか」ではなく、「わたしたちはいったいいつ死ぬのか、どのようにして死ぬのか」という問いに他ならない。こういった問いの多くはわたしたちにはコントロールできない領域の事柄であるが、とはいえ、わたしたちがどれだけ長く生きることができるのかということと、わたしたちに訪れる最期の日々の生の質（QOL）を高めていくことという二つの重要な点について、医学的介入は重要な違いをもたらすことができる。科学的医学が台頭してきたことで産み出された効果の顕著な例は、この1世紀の間に劇的に伸びた平均寿命である。とりわけ先進国における伸びは顕著で、1950〜55年当時66歳だった平均寿命は、2005〜10年には77.1歳にまで伸びている（United Nations Population Division, 2009）。それに伴って、自宅よりも病院で死を迎えることのほうが多くなった。現在では、イングランドとウェールズでの調査によると、死亡者の64〜76%は病院など施設内で亡くなっている（Gomes and Higginson, 2008）。

しかしながら、単に人生の長さだけを問題にするのではなく、生の質や死のあり方を問題にしたとき、こうした変化は必ずしもすべてがプラスの意味での進歩というわけではないことが見えてくる。だからこそ、これから考えていくように、人生の終わりに関係する倫理的問題には、それを取り巻く実にさまざまな議論が存在するのである。**予後**が悪いときのコミュニケーション、死にゆく人への人道的なケアのあり方（緩和ケア）、治療の中止と差し控えに関する意思決定、人生の終わりを選び取ること（安楽死）、こうしたトピックについて見ていくことにしよう。

真実を告げること――余命の告知

患者の予後が悪いことを伝えなければならないとき、医師が患者の家族に対して告知をし、患者自身には命がもう長くないということを告知せずに隠すというのが、医療の世界の伝統的なアプローチだった（現在でも、特にアジアをはじめとするいくつかの文化圏ではそうしたやり方が一般的である）。その理由として挙げられてきたのは、もうすぐ死んでしまうということを知った患者が希望を捨ててしまうのではないかということだが、この議論にはいくつかの問題点が指摘されている。第一の問題は、患者に真実を告げないことで、ある種の芝居が作り出されるということである。家族は「がんばって、きっと良くなるから」とにこやかに演じるが、本当は患者の未来が閉ざされていることについて深い悲しみに暮れている。患者にしても、その芝居に気づかないということはほとんどないだろう。特に、治療が効かなくなってきて、医療的アプローチにも変化が出てきたとすればなおさらである。そうすると、その秘密が原因となって、ケアをする周囲の人と患者本人とのコミュニケーションが損なわれてしまい、患者に残された最期の数日が台無しになってしまう。第二の問題は、患者が自分の状態について本当のことを告げられたとしても、それによって患者の容体が悪くなったり、早くに亡くなってしまったりするということの確たる証拠はないということである。それどころか、秘密にされることや自分の身の上に今まさに起こっていることについての不確かさからくる不安が、真実を告げられることと同じくらい有害だということはありそうなことである。第三の問題は、自律という倫理的概念に関係する。患者は自分の状態についての正確な知識を奪われてしまっている状態のため、自らの将来（短いものではあるにせよ）について道徳的選択を行う機会を逸してしまっているのである。身の回りの整理をし、今後の医学的介入について自分の希望を伝えるかわりに、患者は第三者が判断した自分自身についての最善に沿って操られるという事態に陥っている。患者自身への配慮ではなく、悪い知らせを患者に伝えることが家族や医療従事者自身にとってつらいことだからという理由で、病状が患者に秘匿されることもしばしばある。(少なくとも昔の医師の多くは、こうした状況において繊細かつ明快に患者とコミュニケーションを図るために必要なスキルやトレーニングが欠けていたのである。)

もちろん、だからといって、すべての情報を直接に開示するというある種の絶対的義務があるのだという考えに基づいて、患者や家族に悪い知らせを伝える際に結果を考慮せずにがさつで不適切なコミュニケーションをとることが正当化されるわけではない。(第2章で論じた、人殺しに追われている人の居場所を教えるカントの例を思い出してみよう。) コミュニケーションの場面では鍵となる要素がたくさんあるのであり、だからこそ、注意が必要であるし、時間も必要となる。文化圏によっては、死について言及するだけでも「運命に逆らう」危険なことと見なされることがある。そういった場合には、言わなければならないテーマについて間接的な仕方でアプローチし、しっかりと家族を巻き込んでいくことが必要となる。また、患者がどのくらいのことまで教えて欲しいと思っているかを感知して、求められるだけ必要な情報を提供し、もし患者が医学的なことについて詳しくは知りたくないと考えているのであれば、終末期の治療のあり方についてことさら無理をして開示しないということも重要である。付け加えると、医療における予測というのは本当に難しい。だからこそ、「あなたが生きられるのは6ヶ月でしょう」といった断言は厳に避けるべきである。この点について重要な倫理指針があるとするならば、真実は誠実さと信頼関係から生じるということである (Bok, 1978)。間違っても、患者や家族を故意に欺こうと試みるようなことがあってはならない。

緩和医療

病気が進行して末期にあると診断されれば、焦点は救命から適切なケアへと移行する。多くの研究で示されているのは、人々が恐れているのは死そのものではなく、むしろ死に至る過程であるということである (Missler et al., 2011, Cicirelli, 2001, Hallberg, 2004)。最期の日々が不安や痛み、息苦しさ、寂しさ、それに医療機器につながれて尊厳を失い、愛する人々とコミュニケーションを取ることができなくなることなどによって埋められてしまうことを恐れるのである。イギリスの医師であるシシリー・ソンダース（Cecily Saunders）によって始められたホスピス運動の発展は、緩和医療という新しい診療科を創出した。ホスピス運動は「尊厳ある死」という理念の達成を掲げ、それを実現するために痛み、息苦しさ、吐き気といった、がんや他の末期疾患に伴う症状に対して効果的に対処する方法が開発されていった。また、ケアに適した環境（「ホスピス」と呼ばれる）を創造することも緩和医療に含まれている。急性期病院のハイテクで厳重に管理された環境を離れて、ホスピスにおいて患者はゆったりとした時間を家族とともに過ごすのである。これに関連しているのが、在宅ケアサービスの発展である。これにより、患者は慣れ親しんだ我が家で一時であっても最期のときを過ごすことができる。

緩和医療に関する研究を通じて、重要な発見もなされている。適切な環境が作り出され、鎮痛剤や鎮静剤が適切な仕方で処方された場合、快適な状態を得るために高用量の薬物に頼ることが少なくなり、耐え難い痛みの恐怖からも解放されるという。（しかしこれにはいくつかの例外があるので、本章で安楽死を取り上げる際にもう一度論じることにする。）こうして、緩和医療の登場によって、中世の時代に言われた「往生術（アルス・モリエンディ）」が取り戻されたとも言えるのである。また、緩和医療は患者と医療従事者の双方を勇気づけることにもつながった。というのも、末期疾患を両者にとっての敗北と見るのではなく、人生に安らかで満ち足りた終焉をもたらしてくれる機縁として見ることができるようになったからである。このように、道徳理論の中では徳倫理学（第2章を参照）とケアの倫理（第3章を参照）がこの領域に最も近しいと言うことができる。多くの人々は、死に際して苦痛や尊厳を失う事態を克服することができてはじめて、信仰によって希望と癒しがもたらされ、死を敵ではなく友として見ることができるようになるのである。

治療すべきかせざるべきか

死を単なる医療的敗北と見なすのではなく、人生を充実させるための一契機として見ることをわたしたちが受け入れるならば、にわかに持ち上がってくるのが治療によって生存期間を長引かせうる場合に治療を差し控えたり中止したりするかどうかという問題である。同意について論じたときに見たように、同意能力を有している患者はいかなる治療であっても、またそれが命に関わるものであったとしても、それを拒む権利をもっている。そして、いくら近親者や医療従事者が治療の効果に自信をもっていようとも、その人に治療を受け入れるように強いることは誰にもできない。ただ、患者が意思決定の能力を欠いている場合にはより困難な倫理的・法的問題が出てくる。たとえば、妊娠24週目の早産で生まれた赤ちゃんが生きるためには、新生児集中治療処置室での治療が必要である。しかし、ここまで早産の子の見通しはたいへん厳しく、高い確率での死亡が予想され、また九死に一生を得たとしても、さらに高い確率で精神的および身体的な障害を有することが予想される。通常、子どもの両親がその子どもにとっての最善の利益を最もよく判断できると見なされるが、いったい両親はどのようにしてそれを決したらよいのだろうか？　別の終末期の例を考えてみよう。高齢の脳卒中の患者で知的能力が失われている。全身の状態も思わしくなく回復は困難と考えられ、退院する見込みもない。さて、この患者が心臓麻痺を起こしたとき、医療スタッフは蘇生術を試みるべきだろうか？

こうした難しいケースについて議論していくうえで、参照されるのが「医学的無益性」という概念である。医学的介入の目的が健康の維持ならびに回復だとすれば、医学的介入によって良好な長期転帰の達成が見込めなくなるような地点はどこなのだろうか？　なぜ、適切な終末期ケアが施されることを確保するのでなく、死が避けがたく迫っている人の命を永らえさせるのだろうか？このように、介入が「医学的に無益」であるという言い方は、開始され継続される治療が患者にとって大変な重荷となり、生の質や延命という点において得られるものよりも負担のほうがはるかに大きいことを指す。心肺蘇生法はその例として顕著であり、非常に侵襲的な方法なので肋骨が折れるなどの損傷を引き起こす場合があるだけでなく、試みたとしてもそれが成功する確率はかなり低い。こうした理由により、病院では、同意能力がある場合には患者と、また多くの場合には家族と相談をしたうえで、患者カルテに「蘇生を試みないこと（Do Not Attempt Resuscitation: DNAR）」と指示が記載されることがある。しかしながらもちろん、この決定は決して容易なものではない。というのも、DNARを出されるような患者がその後回復するという例外的なケースもあるからである。ごく少数ではあるが（妊娠24週くらいの）早産の赤ちゃんが命をつなぎ、幸せに生活することもあるし、高齢者のケースでも、奇跡的な回復を遂げて退院し、その後何年か家族と一緒に暮らすことができることもある。医学においてはこうした不確実性から逃れる手段はないのである。したがって、蓋然性を考慮しながら意思決定が下されなければならない。公算を度外視して何があっても介入するとしたら、多くの患者が長く苦しみ悲惨な死を迎えるという結果にもなりかねないのである。

安楽死

治療の差し控えと中止の議論は、おのずと安楽死の話題へとつながっていく。この安楽死（euthanasia）という語はもともと「よく死ぬこと」、「よい死」を意味しているが、現在ではこの語はたいてい「（正当な理由で）死に至らしめること」という意味で使用されている（「慈悲殺」という言い方もある）。一般的に、安楽死は「消極的安楽死」と「積極的安楽死」に分類される。消極的安楽死とは、先にも触れたもので、たとえ結果として死に至るとしても治療を行わないというものだ。それに対して、「積極的安楽死」とは、たとえば致死量の薬剤を投与したり、静脈に空気を注入したりなどして、他者を故意に殺害する行為である。積極的安楽死はさらに、患者の要求に応えてなされるもの（自発的積極的安楽死）、同意能力をもつ人に対して同意なしに行われるもの（反自発的積極的安楽死）、同意を与えたり拒んだりすることが不可能な人（たとえば新生児など）に対してなされるもの（非自発的積極的安楽死）に分類される。これに関連して議論の俎上に上がるのが、医師による自殺幇助である。これは、人生を終わらせる手段（通常は致死量の薬物）を医師が患者に与えるが、その薬物を実際に服用するかどうかは患者自身が選択するというものだ。

ごく一部を除くほとんどの国において、積極的安楽死と医師による自殺幇助は違法であり、安楽死は殺人と同等であると見なされている。しかしながら、アメリカのオレゴン州、モンタナ州、ワシントン州などでは、同意能力を有する成人に限って医師による自殺幇助を合法と認めており、また、オランダ、ベルギー、ルクセンブルクといったヨーロッパ諸国では、妥当な同意を確保する条件を厳しく定めることで自発的積極的安楽死を合法化している。以下では、法がこういった仕方で改訂された際に沸き起こった賛成・反対の意見をつぶさに見て行こう。

作為と不作為

安楽死賛成派の論者は、すでに法は安楽死を救命治療における治療の差し控えと中止という形において認めているではないかと主張する。有名なのは、アンソニー・ブラント（Anthony Bland）のケースである。ブラントはヒルズボロの悲劇と呼ばれるサッカーの試合中の群衆事故に巻き込まれ、その後数年間、遷延性意識障害が続いていた。ブラントは人工的な栄養・水分補給によって生かされていたが、イギリスの裁判所は、これは単に彼の死をいたずらに引き延ばすだけの治療であるという理由で、ついにブラントの主治医に対して栄養・水分補給の中止を認めたのである。さて、もしこうした不作為が認められるとするならば（「消極的安楽死」）、翻って、もっと早くもっと人道的なやり方でブラントを殺してあげることはなぜいけないのか、という議論が出てくる。どちらも死という結果を招くのに、作為と不作為の間の道徳的・法的な違いとはいったい何なのだろうか？

この両者の違いを維持する議論には二種類ある。一つは行為者の意図に基づくもので、これは二重結果の原理として知られている。この原理は、ある結果を**予見す**ることと**意図す**ることの間に違いを見出す。したがって、治療を施すことは患者に苦しみを強いるだけであり、患者に長期的な利益をもたらすことはできそうにない、という理由だけに基づいて、治療を開始しない、あるいは継続しないと決定するのであれば、その行為は道徳的に許容可能である。患者の死は起こりそうな結果として予見されているかもしれないが、この不作為によって意図されているものではない。同様に、ある薬物を服用することで患者の死が早まったとしても、その薬物はあくまでも患者の苦痛を取り去るために処方されたものでありうる。しかしながら、仮にその薬物を（致死量を超えて）大量に投与した場合（これは単なる苦痛の除去に留まらず、生命を終わらせることを意図していることの証しとなる）、それは患者を殺害するのと同等となるのである。

作為／不作為の区分を維持しようとする第二の論法は、次のようなものである。もしわたしたちが自らの不作為の結果すべてについて責任を負わなければならないとしたら、わたしたちは人を死に至らしめたとして絶えず非難されることになるのではないだろうか。たとえば、アフリカ諸国に対して十分な食糧援助が行われなかった場合、飢饉の際に多くの死者が出るかもしれない。そうしたとき、その人たちをわたしたちが殺したということになるのだろうか？当然のことながら、責任を負うべき行為についてそれがなされなかったとしたら、その場合はその不作為について罪に問われなければならない。たとえば、わたしがその手段はいくらでもあるのに自分の子どもに食事を与えず、餓死させてしまったとしたら、わたしに罪があるのは明らかであろう。転じて、医療従事者の場合について考えてみよう。医療従事者には患者をケアし、十分な治療を施す義務がある。しかしその義務は、医学的に無益であって効果がないと考えられる治療を施すことまで拡張されることはないのである。

死ぬ権利

　自発的安楽死と医師による自殺幇助の是非に関する第二の議論を見てみよう。その議論によれば、わたしたちには死に方と死ぬときについて選ぶ権利があるのであり、もし効果的な方法がなかったり、病気のせいでどうしても自分自身でその権利を行使することができなかったりする場合には、医療従事者が刑事罰に処せられることなしにそれを請け負うことが許されるべきである（ただし医療従事者の良心的拒否があった場合はその限りではない）。しかしながら、こうした見解に対しては、宗教的信念に基づいて反対を唱える立場もある。キリスト教、イスラム教、ユダヤ教、シク教といった宗教の教義によれば、生と死は神が決めることであって、何人も自らの死の手筈を整えたり、自分自身を殺したりする権利はもたないのである。（こうした教義はしばしば生命の尊厳の原理と呼ばれる。）さらに言えば、人権に基づいて安楽死の法制化に反対する議論もある。そこで問われているのは、もし人々にとって自分が望めば殺してもらえるということが容易になれば、わたしたちが本当に考慮しなければならないのは誰の権利なのだろうか、ということである。安楽死の法制化に反対する議論では、社会的弱者に対する危険が警告されている。彼らの中には自分が情緒面や経済面において家族の重荷になっていることを気に病んでいる人もいる。

そういう人たちの中には、たとえ本当はもっと生きていたくても、家族のことを思って仕方なく安楽死を選ぶ人もいるのではないだろうか。このようにして、弱い立場に置かれた人たちの権利が、安楽死を容認する法の成立によって侵害されてしまうように思われるのである。本当に心から死を願う人に死ぬ権利を与えることができる法ではあるが、生きたいと願う人にその法がどう影響するのかは、なかなか読みづらいのである。

苦痛を取り除く

安楽死や医師による自殺幇助を認める理由として多くの人たちが最も説得力を感じそうなのは、それによって絶え間のない痛みに耐え続けたり機械的なケアで尊厳が失われたりすることへの恐怖から解放され、家族や友人に囲まれた平安な死という選択が与えられる場合であろう。すると、ここでポイントとなる問いは、緩和ケア運動によって、そうした恐怖の理由を取り除くことができたのかどうかということである。先ほども述べたように、緩和医療を駆使しても苦痛を完全に和らげることができない例も少数ながら存在する。こうした事例に対処するため、一部の患者に用いられるのがいわゆる「終末期の鎮静」である。この方法には、鎮静剤を投与することで患者を無意識の状態にさせ（あるいは痛みを感じなくなるくらいまで意識を低下させ）、患者が死に至るまでその状態を保持するということが含まれる。これによって苦痛は除去され、また鎮静剤はあくまでも苦痛の除去に必要な範囲でのみ投与されるので、患者は意図的に殺害されることにもならない。こうしたいわば極限的な状況において、「よい死」とはいったい何なのかという難問がわたしたちに鋭く突きつけられる。速やかな死を実現するための法制化こそが合理的な解決策だと考える人もいるだろうし、もう一方で、たとえいくら事例を積み上げたとしても、医療者が死をもたらしたり自殺を幇助したりすることを認めるような法律は決して正当化されてはならないと考える人もいる。

7　死のあとで

本章のこの最後の節では、死してなお他者のヘルスケアに貢献することができる方途について考えてみたい。たとえば、解剖学の授業で用いられる献体、臓器提供、組織の研究や医薬品への利用といった、死後の身体の利用に関する問題である。

解剖学のために――「語らぬ師」への感謝

化学的手法を用いて保存された死者の身体（**献体**）を使用した解剖は、近代の科学的医学の際立った特徴である。医学科の学生にとって（ならびに解剖学実習を行う他の医療関係のコースの学生にとって）、解剖学実習は医の世界の秘密に触れる――そしてときに心乱される――瞬間である。数百年前、死体を対象にした科学的解剖の出現は、人体の構造と機能に関する誤った理論を払拭することに寄与し、また同時に、レオナルド・ダ・ヴィンチ（Leonardo da Vinci）のような芸術家を魅了する素材を提供した（ダ・ヴィンチは解剖を見学したり、実際に自分で解剖したりすることに多くの時間を割いたという）。しかしながら、何世紀もの間、解剖は不遇の歴史を辿った。というのも、宗教的権威が解剖を不可としたからである。解剖はとりわけ罪人の身体を貶める方法として、遺体を「切り刻む」という刑を付け加えるために用いられた。同時に、医学教育がより科学的になるにつれて献体の需要も高まってきたのであるが、それに応じて「死体盗掘者」――新しい墓から死体を盗み出し、医学校に売りつける解剖体用意請負人――まで出てくるようになった。さらにひどいのは、悪名高い19世紀前半のエディンバラの殺人者、バーク（Burke）とヘア（Hare）である。2人は医学校の需要を満たすもっと簡便で効果的な方法を思いついたのだが、それはホームレスを殺害することだったのである。このような死者の身体利用については、たとえば日本の神道のように、現代でもいくつかの文化や宗教で反対意見がある。今日では、世界中で医学部の設置が劇的に増加しており、寄付による献体の供給はしばしば需要を満たせなくなってきている。その結果として、医学部の一部では献体を利用することをまったくやめてしまい、代わりにコンピュータモデルを使用したりシミュレーションで代替したりしている。その一方では、教育的ニーズを満たすために、遺体の自発的な寄付よりも引き取り手のない遺体に頼らざるをえないところもある。

献体がどういった仕方でもたらされたかにかかわらず、解剖実習を行っている医学部では、そのつど新たに「語らぬ師」への尊敬と感謝が詠唱される。献体を募るキャンペーンも行われていて、特に台湾と韓国において劇的な効果をもたらしている。また、解剖学実習は単に人体のしくみを詳細に学ぶことができる場にはとどまらない。というのも、実習を通して医学生は人体に実際に触れ、生と死に対するプロフェッショナルな態度を育むのである。ほとんどの医学部で、医学生は献体に対して尊敬の念をもって接することの誓いを求められる。また、解剖献体慰霊祭を実施する大学も多く、学生が主体となって、詩歌を添えて献体の医学教育への貢献に改めて感謝が捧げられるのである。

死者からの贈り物

さて、「語らぬ師」としての医学教育への貢献から目を転じると、死者がより直接的な仕方で生きている人の役に立つ方法もあることがわかる。臓器提供、あるいは治療や研究のために試料を提供することがそれである。先に触れた、移植用の臓器が不足しているという大問題について思い出そう。心臓移植のように、明らかに死体ドナーから提供された臓器のみが使用されうるケースもあるが、遺体から摘出した臓器は、腎移植をはじめとしたそれ以外の他の臓器についても、（生体ドナーからの臓器移植よりも若干成功率は下がるものの）移植が効果的である。しかし、遺体からの臓器提供は二つの大きな倫理的問題を引き起こす。一つは脳死問題である。これは、適した臓器をレシピエントに移植するためには、移植の直前までできる限り臓器を血液が通う状態にしておく必要があるということに起因する。これがきっかけとなり、呼吸と血液循環（心臓）の停止という古典的な死の定義に対して、「脳死」という生命を維持するのに必要な脳部位の不可逆的停止という新たな定義が導入されることになったのである。こうした死の再定義が、「心臓が動いている献体」とも言うべき存在――すなわち、法的には死亡しているが、なおも人工的な方法によって血液循環が保たれている存在――を創り出したのである。こうした脳死という死の定義を、すべての法体系が許容しているかと言えばそうではない。また、脳死を認めていても、その法体系にとって脳死判定の信頼性はきわめて重要である。脳死判定のためのテストと関連する諸手続き（移植チームと脳死判定を行う医師が明確に分けられていることなど）については国際的な合意形成がなされているが、脳死を人の死と受け入れることについて、文化や家族によっては――正統派ユダヤ教や日本社会の一部など――根強い反発がある。そうした人々にとって脳死は「本当の死」ではなく、それゆえ、脳死体からの移植は拒否されるのである。

ここで第二の倫理的問題が浮上してくる。脳死臓器移植における同意のあり方という問題である。ここで、同意のあり方には異なった二つの方法があることに注意したい。「オプト・イン」と「オプト・アウト」である。「オプト・イン」方式においては、死に先立ってドナーが移植に同意しているということが明確な証拠として残されていなければならない（運転免許証の裏側にチェックボックスがある国もあるし、臓器提供意思表示カードの携帯が必要な国もある）。一方、「オプト・アウト」方式においては、ドナーとなりうる人が不同意を表明していない限り、同意が推定されるということになる。どちらの方式を採用するかは国によって本当にさまざまであるが、興味深いのは、「オプト・アウト」を採用したからといって、それ自体では脳死臓器提供率の向上は保証されないということである。むしろ、主に遺された家族へのアプローチの仕方（遺族が移植への同意の拒否権をもっているか否かにかかわらず）や臓器移植斡旋組織の効率性といった他の要因の方が、臓器提供率を押し上げるのに重要であることがすでに示されている。したがって、道徳的に望ましいあり方があるとすれば、明確な仕方で提供の意思が表明されている臓器のみを移植に用いることによって、故人の自律性を尊重するというものであると言うことができるだろう。こうしたあり方においてのみ、「死者からの贈り物」は本当の意味で贈り物となるのである。ただ、こうした見解を批判して、生きている者の権利よりも死者の権利を重んじるのは間違いだと論じる人も当然いるだろう。

人体市場

さて、今度は死体から一部分を取り出すことの暗黒面について論じよう。『人体市場――商品化される臓器・細胞・DNA』（*Body Bazaar*）（Andrews and Nelkin, 2001）という書籍で報じられたように、人体の資源化は巨大産業となっているのである。一例を紹介しよう。2008年にニューヨーク州の裁判所において有罪判決を受けたマイケル・マストロマリノ（Michael Mastromarino）

被告の例である。マストロマリノ被告は元歯科医師で、ニュージャージー州に拠点を置くバイオメディカル・ティシュー・サービスという会社のオーナーだった。彼が有罪判決を受けたのは、近隣の州の葬儀社と共謀して、埋葬あるいは火葬待ちの死体から腕や足の骨、皮膚、（おそらくは）心臓弁や静脈といった体のパーツを奪い去ったからである。奪った人体のパーツは、デンタルインプラント（人口歯根）、骨インプラント、皮膚移植などさまざまな医療処置のための素材を提供する企業に売られていた。なんと、こうした仕方で1000を超える死体由来の人体組織が「採取」されることになったのである。もちろんこのケースは最も極端な「人体市場」の例であるが、営利活動や詐欺が登場しない場合であっても、医療機関は膨大な数の人体組織や人体器官を収集しているのであり、その中には患者や家族が知っていて同意したわけではないものも多い。一例を示すと、イギリスにおいて子どもの臓器や身体の一部――心臓、脳、舌、目など――病理解剖の後でも保存されていたことが明らかになり、大きな論争が巻き起こった。それも、特に治療や研究に用いられるというわけでもなく、単に保存されていたのである（Campbell, 2009, 96-103を参照）。

このように死者やその家族の思いを蔑ろにせずに済むような、何かよい方途はないだろうか？　やはり、包括的でありつつ過度な規制にならないような法整備は必要だろう。その際の法は、人体由来の試料を採取、保存、使用することに関して適切な同意を得ることを保証するものでなければならないし、生命を守るための医学研究の発展を妨げるものであってはならない。しかし、こうした法整備の枠を超えて、「人体組織経済（tissue economy）」（Waldby and Mitchell, 2006）とも言い表される事態が出現していることに注意を払わなければならない。つまり、これは一国の内部で済む話ではなく、人体由来の試料の適切な使用について何らかの国際的な合意形成が求められているということである。商業的な関心は非常に大きいだけに、人間の臓器や組織の使用に関してはどこまで行っても深刻なモラルハザードがつきまとうだろう。一つの方策は、「**バイオコモンズ**」をしっかりと規定することである。それによって、提供されるすべての試料が、適切な同意を得て、人間のヘルスケアの向上のために取り組んでいるすべての人にとって利用可能となり、市場の圧力や個人の所有権にまつわる諸々の制限を逃れることができるようになると考えられる。このバイオコモンズという考え方については、詳しくは第5章で「**バイオバンク**」として知られる研究資源について論じる際により詳しく展開することにしよう。ここで確認しておきたいのは、わたしたちが死者の体を何らかの仕方で扱う際に、死者への尊敬の念をいかにして確保できるのかが重要な倫理的問題になるということである。

8　結　論

ご覧のように、本章の議論は長く複雑であり、このことはおそらく、臨床倫理というものが生命倫理学の中でも最も多様で議論の絶えない領域だということを反映していると考えられる。生命の誕生以前から死後の問題まで、まさに現在進行形で倫理的論争が展開されており、そこでは道徳理論の立場の違いや、文化や宗教的態度の違いが決定的に見られることもある。本章では臨床倫理の主要なトピックについての概説的な説明を行ったが、読者の中にはもっと個別のトピックに踏み込んで倫理的議論の詳細を考えてみたいという人もいるだろう。より深く問題に踏み込むためにおすすめしたいのが、少人数のグループでトピックを限定してディスカッションをするという方法である。ディスカッションのトピックとして考えられるものをいくつか挙げてみよう。

・胚は人格をもった人間なのだろうか？
・デザイナー・ベビーは容認されるべきだろうか？
・臓器売買は倫理的だろうか？
・自殺しようとする人を止めるべきだろうか？
・精神疾患のある人々を拘束することは正しいだろうか？
・何もしないで死なせることと、殺すこととは同じだろうか？
・死後に自分の体に対してなされる処置について、わたしたちには何かを言う権利があるだろうか？

こうした問題を考えていくうえで助けとなるよう、以下に事例集を含む読書案内を挙げておくので、グループディスカッションに役立ててほしい。

読書案内

臨床倫理に関する文献は生命倫理学の中でも際立って多く、常に新しい文献が発行されている。医療倫理学と医事法学に関する簡潔で明快な入門書として Tony Hope, Julian Savulescu and Judith Hendrick, *Medical Ethics and Law: The Core Curriculum*（2nd ed., Churchill Livingstone, 2008）がある。本書はイギリスの医学部における必修科目に基づくもので、主要なトピックについてさっと参照するのに適した資料と言える。また、同じ領域の話題をより詳しく扱っている書籍として、A. Campbell, G. Gillett and G. Jones, *Medical Ethics*（4th ed., Oxford University Press, 2005）と R. E. Ashcroft, A. Dawson, H. Draper らが編集した *Principles of Health Care Ethics*（2nd ed., Wiley, 2007）を挙げることができる。医療倫理のディスカッションを深めるための事例集については、ジョージタウン大学のウェブサイトを参照するのがよいだろう（http://bioethics.georgetown.edu/publications/sco z penotes/sn38.htm）。さまざまなケースに触れることができる。また、*Hastings Center Report* や *Journal of Medical Ethics, American Journal of Bioethics, Journal of Clinical Ethics* といった医療倫理学の学術専門誌を見れば、常に最新の事例を学ぶことができるだろう。

第5章

研　究

1　はじめに

科学研究が適正に実施されなければ、生命倫理学の分野においてなされるすべてのことは時間の浪費に他ならない。医学であれ何であれ、人間の健康と福利に影響を及ぼす学問が単なる先入観や根拠のない前提だけに基づいていたり、過去の実践法だけに依存していたりするならば、倫理的側面の探究に何の意味があるだろうか。科学的に問題があれば、倫理的にも問題があるのである。注意したいのは、ここでわたしたちが問題にしているのは、科学研究の倫理的価値や倫理的妥当性を問う前段階での単なるドグマや迷信ではないということである。というのも、先に第1章で見たニュルンベルク裁判などで明らかにされた深刻な人権侵害について考えてみれば明らかであるように、研究それ自体が非倫理的であることもありうるからである。また、別の問題も考えられる。一部の研究においては、そもそも誤った問いが立てられているのではないかということである。「根拠に基づいた医療」を達成するために用いられてきた方法において、生物医学の重要な側面のうちわたしたちの福利にとって決定的なものが、実はすっぽりと取り落とされてしまっているのかもしれない。（たとえば、「どんな病気にもそれに効く薬があるはずだ」という信念のもとで薬剤の開発にあらゆる労力を投入しているときに、死に際しての適切なケアといった本当に喫緊の問題が、実はまったく別の解決法を必要としているかもしれないのである。）心理学者のアブラハム・マズロー（Abraham Maslow）は次のように述べている。「金槌しか道具をもっていない人は、何でもまるで釘のように扱いたくなるようだ」(Maslow, 1966)。

そこで、本章ではまず、生物医学研究がどのようにして規制されるに至ったかを、第二次世界大戦後に明らかになった大きなスキャンダルに触れながら説明することにしよう。続いて、科学者が研究結果を管理し出版する際の誠実さと不誠実さ——「リサーチ・インテグリティ」と呼ばれる——という別の倫理的トピックを取り上げる。最後に、「研究と未来」について論じ、生物医学研究が大いに発展していくにあたって、わたしたちが物事の優先順位をしっかりとつけて考えられるかどうかを問うことにしよう。

2　研究倫理

生物医学研究に倫理規制の波が打ち寄せてきた背景には、研究者および（民間か公的機関かを問わず）研究資金の提供者が、研究参加者（多くは患者であり、あるいはそうでなくても研究者に対してある種の従属的な関係に置かれている人）へのリスクを見誤ることが多いのではないかという意識の高まりがあった。先に第1章において、ナチスや旧日本軍の医師が犯した戦時下の人体実験や、タスキギー梅毒研究などアメリカ政府が資金提供した人体実験といった、いわば極端なケースについて触れた。しかし、こうした過去のケースの後でも似たような事例が数多く明らかになってきたのであり、いまだ発覚していない事件も多くあるだろう。こうしたスキャンダルを経て、現在では、人を対象とするすべての研究は国際的な基準に則ってあらゆる干渉から独立に審査されなければならないという国際的な合意ができている。こうした基準が明示されている文書として、（何度か改訂されている）世界医師会のヘルシンキ宣言、国際医科学団体協議会（CIOMS）と世界保健機関（WHO）が共同で出した指針、アメリカ政府によるベルモント・レポートや被験者保護法令（コモン・ルール）が挙げられる。宣言や指針はそれぞれ細かい点において違いはあるが、以下の基本的な要項が含まれるということに関しては合意が形成されている。

- 研究参加者の保護を最優先にすること
- 独立した倫理審査がなされること

・研究の科学的妥当性が担保されること
・十分に情報が提供されたうえでの自発的な同意（インフォームド・コンセント）
・リスクとベネフィットの適切なバランス

最優先事項としての研究参加者保護

ナチスの医師が被験者（＝犠牲者）を死ぬまで低温にさらしたこと、供給する酸素を欠乏させたこと。日本の医師が致死性の感染症を捕虜に対して故意に感染させたこと。アメリカの医師が梅毒の治療法がわかっているにもかかわらず患者を治療せずにいたこと。いくつかの国で軍医が故意に兵士たちを放射線にさらしたこと。終末期ケア病院のがんの研究者が、死期の迫った患者に対して生きたがん細胞を注入し、患者の体がそれを拒絶するかどうかを見ようとしたこと。この他にも、過去において、研究参加者の生命と健康が知らず知らずのうちに深刻な仕方で脅かされていた例は枚挙にいとまがない。だからこそ、ヘルシンキ宣言はあらゆる医学研究に通底する基本原則にこだわり、「個々の研究被験者の福利が他のすべての利益よりも優先されなければならない」（World Medical Association, 2008, 第 6 項）と誓っているのである。かつてのような極端な研究参加者の軽視というのは現在では稀となったかもしれないが、研究が過熱していくにつれて、研究参加者として研究に組み入れられることは実際にはどういうことなのかについて、研究者が気づく目が曇りがちになるということは今も珍しくない（たとえば、全身のスキャンを含むような研究において、研究参加者の心理的ストレスに気が回らなかったりするかもしれない）。また、研究参加への同意が適切な仕方で得られていないという場合もある。たとえば、自然災害が発生したときに「治療」の名のもとで実施される研究や、餌でつるようにして研究参加者を勧誘する研究などがそうである。こうした理由から、研究計画に対する独立した審査が重要となるのである。

独立した倫理審査

ヘルシンキ宣言が要求しているのは、すべての研究計画が倫理審査に掛けられなければならないということである。

> 研究計画書は、検討、意見、指導および承認を得るため、研究開始前に研究倫理委員会に提出されなければならない。この委員会は、研究者、スポンサーおよびその他のあらゆる不適切な影響から独立したものでなければならない。(World Medical Association, 2008, 第15項)

アメリカでは、こうした倫理審査委員会は施設内審査委員会(IRB)と呼ばれているが、他の地域では研究倫理委員会(REC)などと呼ばれている。いずれにせよ、鍵となるのは委員会の独立性である。施設内審査委員会は研究に関係している病院や研究機関によって設置される場合があるため、独立性を保ち利益相反を回避するのが難しくなる可能性がある。また、アメリカや他の国では民間資本の「商業的」施設内審査委員会も出てきたが、(多くの依頼者(消費者)を獲得するために要求を減らして審査をあまり厳しくしないかもしれないので)これは独立性についてより大きな問題を孕んでいる。一方、イギリスなどの国においては、地域保健サービス(地域ごとのヘルスケアの実践および研究を統括する機関)ごとに研究倫理委員会が形成されている。こうした取り組みはたしかに委員会への何かしらの不適切な影響をシャットアウトするのに有効かもしれないが、研究倫理委員会に参加する専門的知識を有する専門家と、一般市民から選出されたメンバーとのバランスを適切に取らねばならないという別の問題が生じる。委員会によっては、一般市民のメンバーの数が非常に多過ぎる上、科学者や医療者のメンバーに威圧されたように感じてしまうようだし、また他方、科学者や医療者が少な過ぎて一般市民の関心が優位を占める委員会は、適切に研究計画の科学的側面について評価できているのかが懸念されるかもしれない。その他では、委員の選出方法と委員に対する教育という点がしばしば問題となるほか、各委員会の期間を超えて、研究計画を検討する際の一貫性や審査の質を維持するという問題も指摘されている。また、低・中所得国において高所得国の製薬企業やその他の大規模な研究助成による医学研究が推進されるということが近年つとに増加傾向にあり、こうした状況において研究倫理審査の適切さを十分に確保するということが、大きな問題となっている。(本章の後半でまたこの話題に触れることにしよう。)

科学的価値と科学的妥当性

本章の冒頭で示したように、科学的に問題がある研究は倫理的な問題も生むのであり、だからこそ、もし科学面で不備があるならば、その研究の実施は許されないということが基本的な倫理原則となっている。研究倫理委員会が常に研究計画の科学的側面について審査する権能をもっているとは限らないが、研究倫理委員会は各研究計画の科学的妥当性を確保しなければならないのであり、委員会のメンバーは問題の所在を見出し、その科学的側面について適切な再検討を要求するだけの十分な専門的知識を有している必要がある。しかし、こうして研究計画の科学的な質を審査する際に生じる別の問題の一つに、研究倫理委員会の委員である科学者はたいてい「ハードな」科学の手法である量的な研究に慣れ親しんでいる一方で、健康と保健に関する研究でしばしば用いられる質的な手法（個別インタビューやフォーカスグループ）にはそれほど明るくない、というものがある。そういうときには、適切な専門家に審査に加わってもらい照会することで、科学的審査の公正性を確保しなければならない。

さて、また別の問題が生じてくるのが、研究の価値を判断するときである。つまり、その研究によって新規性のある有益な知識が得られそうかどうかを判断するのである。この問題がもっとも先鋭化するのは、医薬品の試験のためにデザインされた膨大な数の研究計画の審査に関してである。中にはいわゆる模倣薬——すなわち現在市販されている薬剤とほとんどすべての点で同一であるにもかかわらず、現在市販されている薬剤の特許を回避する目的でほんのわずかな改変を施した薬剤——を生産するためだけにデザインされたような研究計画もある。こうした研究の動機はあきらかに商業的なもののみであり、倫理委員会としてはこうした研究に患者を研究参加者として組み入れることを承認してよいのか疑問である。（これは臨床試験（治験）にまつわる問題の一つと言える。臨床試験については本章の後半で再度論じることにしよう。）また、別の観点から考えてみると、研究の価値に関する問題は、実践的応用の可能性が見受けられないような純粋に理論的であると思われる研究においても生じてくる。ここでも、研究倫理委員会としては、こうした研究に研究参加者を組み入れることに躊躇するかもしれない。とりわけ、それが病院のように、社会的弱者への配慮が不可欠な環境で実施される研究であればなおさらである。しかし実は、そうした「非実践的な」研究なしに科学の進歩はありえないのであり、将来そのような研究が礎となって新しい重要な治療が生まれてくるかもしれないのだ。

同　意

研究参加候補者が研究について十分に情報を受け取ったうえで、本当に自由に、誰にも縛られずに研究参加を自ら決心すること、この手続きを確保することによって、研究の倫理的な正当化は促進されうる。第4章において、十全なインフォームド・コンセントが治療の場面でどれだけ大切かを見たが、実は研究におけるインフォームド・コンセントのほうがもっと重要なのである。というのも、研究に参加するということは治療とは違って、参加者にとっての明確なベネフィットがないからである。（しかし、いくらベネフィットが保証されないと伝えられていても、研究に参加すればきっと何らかの利益が得られるはずだと誤って信じてしまう研究参加者もしばしば見受けられる。これを「**治療との誤解**」と言う。）ニュルンベルク綱領では「研究対象となる人間の自発的な同意が絶対になくてはならない」（第1項）という主張がなされ、人間を対象とするあらゆる実験において、同意が得られることは必須とされた。しかし、これが文字通りの仕方で適用されると、健康と保健に関する研究は至る所で不可能になってしまう。たとえば、小さな子どもや認知機能障害を有する患者、救急治療を必要とする患者を対象にした研究はできないことになる。こうして考えていくと、治療の時と同じように、研究参加候補者の同意能力の有無という区別が必要であるように思われる。しかしながら、すでに述べたように、研究に関してはほとんどのケースにおいて研究参加者にとっての明確なベネフィットがそもそもないため、患者の「最善の利益」という基準を使用することができない。そこで研究に関しては何か別の基準が必要となる。その一つ目は研究参加者にとっての「最小限」のリスクという基準である（しかしこれを定義することが非常に難しいのは確かである）。また、二つ目として、研究が患者集団への潜在的なベネフィットをもつべきだという基準が考えられる（たとえば、もし子どもを対象とした研究であれば、最終的に小児科におけるケアと治療の改善につながらなければならないということである）。同意能力を有する研究参加者の場合は、提供される情報に注意がしっかりと向けられなければならない。これは研究倫理委員会の重要な役割とされる。よく見受けられるのが、説明文書に専門用語が散りばめられていて、到底一般市民には理解できないようになっているというケースである。また、研究にまつわるリスクや不快事象が何となくごまかされているケースもある。さらに、別の問題も指摘されている。患者 - 医師関係や生徒 - 教師関係と同様に、研究参加者も研究者に対してある種の従属的関係に置かれることから、真の意味での同意を得ることは難しいという問題である。ここでも、研究参加候補者がその研究への不参加の意思を自由に表明でき、またいつでも自由に研究から外れることができるようにすることが倫理委員会の任務である。これは、その研究と直接関係のない第三者が研究参加者からインフォームド・コンセントを得るようにし、(医師と患者の場合のような) 役割の対立を回避することによって最も確実に達成される。

リスクとベネフィットのバランス

研究において真のインフォームド・コンセント、すなわち十分に情報が提供されて自由に同意がなされるということを保証するのは多くの場合かなり難しいことを考えると、研究倫理委員会には個々の研究計画それぞれについてリスクとベネフィットのバランスを十分に審査するという非常に重い責任があると言える。すでに見たように、こと研究に関して言うと、個々の研究参加者に直接的な利益がもたらされるということはほとんどない。たとえ現在の標準的な治療よりも (可能性として) よりよい治療を試験する研究であったとしても、その人がこの新しい治療を受けない比較対象群に振り分けられるかもしれないし、また治療群に振り分けられたとしても、試験の結果、別の治療のほうがよかったとわかることもありうる。したがって、研究におけるベネフィットがあるとしたら、未来の医療において実現される改良というこの一点のみなのである。もっとも、研究参加者が将来的にその改良の恩恵を享受することはありうるだろう。ところが、実はこれまでなされてきた研究の多くで (たとえばHIV・エイズ治験などで)、研究参加者がとうとう一度もベネフィットを受け取ることがなかったという場合もあった。研究参加者が、あるいは研究が実施された国が貧し過ぎて、開発された薬剤を買う余裕がなかったというのがその理由である。それゆえ、研究倫理委員会は、研究参加者個人あるいは研究参加者が属すコミュニティにもしっかりと利益が共有されているかどうかをとりわけ厳しく確かめなければならない。ヘルシンキ宣言ではこのことが明確に謳われている。

> 不利な立場または脆弱な人々あるいは地域社会を対象とする医学研究は、研究がその集団または地域の健康上の必要性と優先事項に応えるものであり、かつその集団または地域が研究結果から利益を得る可能性がある場合に限り正当化される。（World Medical Association, 2008, 第17項）

さて、次はリスクについて考えてみよう。リスクはその重大性と確率という二つの方面から審査されなければならず、また身体的なリスクと心理的なリスクの両面を含めて考えなければならない。製薬の場合には、患者で試験される前に動物での研究や健常ボランティアに対する試験をすることを含め、あらかじめ試験のステップが定められている。すべての研究において研究参加者の保護は最優先事項なので、もし倫理委員会がある研究について重篤なリスクを予見したら、その研究は承認されることはない。たとえそのリスクについて十分に説明文書に記載がなされており、インフォームド・コンセントが参加者から得られていたとしても、その研究は承認されてはならないのである。

研究のタイプによる違い

ここまでは人間を対象とした研究すべてに当てはまる一般的な原則について説明してきたが、研究のタイプが異なれば生じてくる倫理的問題も違ってくる。ここからは以下の四つの領域について考えてみたい。臨床試験（治験）、動物を使用した医学研究、遺伝子研究、疫学研究である。

臨床試験（治験）

臨床試験（通常は新しい薬剤について実施されるものであるが、他のタイプの治療や医療機器を扱うものでもありうる）は、研究参加者として患者を巻き込んで実施されるもので、通常は**ランダム化比較試験**というよく知られた伝統的な研究方法を用いて実施される。ランダム化比較試験の標準的な手順に則って、患者はランダムに対照群（コントロール群）か実験群のどちらかに割り当てられる。対照群には、対象となっている疾患について現状行われている標準的な治療が施されるか、あるいはプラセボ（偽薬）が投与される。それに対して、実験群には試験の対象となっている実薬が投与される。各患者が対象群と実験群のどちらに割り当てられているのかについて、研究対象者だけでなく薬を投与する研究者も知らないというやり方は、二重盲検ランダム化比較試験と呼ばれている。（対照群か実験群かの割り当て情報は、研究終了後にコーディングシステムに照会することで開示されうる。）この方法は、科学的に妥当な結果を出すためにはもっともよい方法と考えられている。今どのような治療がなされているかを知ってしまうことに由来するバイアスを、患者に関しても、研究者に関しても除去することができるからである。しかしながら、二重盲検ランダム化比較試験はいくつかの倫理的問題を生じさせてしまう。一番はっきりしているのは、プラセボが投与される場合、患者は現在受けている投薬を受けられなくなることで、受け入れがたいリスクのもとに身を置くことになりかねないということである。二番目は「臨床的均衡」という語で知られている問題であり、別の治療が用いられるのは、研究者が試験されている薬の比較効果について本当に不確かである場合のみでなければならないのだが、こうした不確かさが成立しているかどうかを確かめることは多くのケースにおいて困難であるということである。三番目は、先にも述べたように、薬剤の試験の中には実際に治療上の利益がありそうかどうかよりもむしろ商業的な理由に動機づけられているものがあるという問題である。この問題に関連するのが、製薬企業があの手この手を使って医師の興味関心を自社製品に惹きつけようとしてきたという事実である。ツアー旅行を提供したり、医師が参加する学術集会に高級な食事を提供したりして、そこで自社の製品の宣伝をするなどという例もある。臨床試験に研究者として医師に参加してもらうことは、自社の製品を処方してくれる常連を獲得するための有効な方法と見なすこともできる。このように、研究の価値についてはさまざまな観点から常に再検討がなされなければならないし、非倫理的な誘因（たとえば患者を何人臨床試験へリクルートしたかに応じて金銭が医師に支払われたり、研究参加者に過剰な金銭が支払われたりすること）は禁止されなければならない。本章の後半で健康と保健に関する研究における優先順位の歪みという問題を取り上げる際に、またこの問題に戻ってくることにしよう。

動物実験

人を対象とする臨床試験を実施する前に、動物を使って製品の安全性や有効性がチェックされるが、生物医学研究の領域ではこうした動物実験が槍玉に挙げられることもある。倫理学者の中には、自分たちの目的を達成するための単なる手段として動物を扱うような道徳的権利は人間にはないと考えている人もいる（最も有名なのはピーター・シンガーである。彼の著作『動物の解放』（*Animal Liberation*）[1] を参照のこと）。シンガーはこれを「種差別」と呼び、人種差別や性差別などをはじめとした他者を不当に差別的に扱うことに匹敵すると述べている。ここで、これまでの章で扱ってきた道徳理論や視点を思い出してみよう。たとえば、生命すべてに対する畏敬の念という仏教の教えは、動物を他の生き物と同様に尊敬し思いやるべき価値あるものと見なすだろう。また、功利主義の立場で考えると、この世界における幸福を最大化し苦痛を最小化しようとするときに動物たちの苦痛をその幸福計算に含めることはまったくもって当然でありうる（ジェレミー・ベンサムは動物について、次のように述べている。「問題は**理性を働かせることができるか**でも、**話すことができるか**でもなく、**苦痛を感じることができるか**、ということなのである」（Bentham, 1879））。他方で、わたしたちの道徳性を、（カントのように）理性的な道徳的行為者という概念に基礎づけて考えたり、（徳倫理学のように）**人間性**の発揮の成果として考えたりする場合には、たしかに動物が受ける苦痛は最小化されるべきではあるが、動物に人間と同等の道徳的地位を与えることは難しいということになる。

福利主義と呼ばれる別のアプローチから動物の実験利用について考えてみよう。この場合、福利主義とは、医学研究の過程で動物に負わせる苦痛と使用される（すなわち結果として殺される）動物の数の両方を最小化しようとする考え方である。動物実験に関する国際的な法制度のほとんどがこの考え方に基づいており、以下に挙げる実験動物を扱う際の「4R」を基礎に据えている。

1）　ピーター・シンガー『動物の解放〔改訂版〕』（戸田清訳、人文書院、2011年）。

・尊敬（Respect）――すべての局面で動物の福祉を考慮しなければならない。
・削減（Reduction）――使用する動物の量は最小限に保たれなければならない。
・改善（Refinement）――動物の痛みや苦しみを除去あるいは最小化するために、実験の技術を改善していかなければならない。
・代替（Replacement）――別のモデルを用いた研究方法を常に探し求めなければならない。たとえば、コンピュータプログラムを用いて人間への影響をモデル化することや、高次の脊椎動物よりも苦しみや痛みを感じる可能性の低いより低次の動物を使用することなどが考えられる。

多くの国において動物実験は、こうした倫理原則に沿って運営される特別な倫理委員会によって管理されている。しかしながら、動物の権利と解放を主張する論者にとってみれば、こうした現状の対処法はどれをとっても不十分である。その強固な主張によれば、薬やその他の医療機器が人体にとって安全で有効かどうかに関して動物実験が与えてくれるモデルは非常に乏しいものであり、また、たとえそれが安全で有効だったとしても、まるで生きる権利も自由もないもののように動物を扱うことは厳に許されるべきではない。（もちろん、こうした主張を首尾一貫させようとすれば、動物を交通手段や娯楽、スポーツに使用することや、動物を食べることに対しても反対の立場を採るということになる。）

遺伝子研究

遺伝子研究では独特の倫理的問題が生じる。その理由の一端と考えられるのは、遺伝情報が遺伝子解析される研究参加者本人はもちろんのこと、その家族全員、また先祖や子孫にまで関係する情報だからである。遺伝子研究を特別なものにしている他の要因としては、遺伝情報に基づいた病気の予測に重きを置く人たちが非常に多いということがある。ほとんどの疾病は遺伝的要因と環境的要因が組み合わさった結果であること、しかも個人の環境や生活習慣が最も重要な要因となる場合が多いということは、意外と認知されていないのである。（たとえば、心臓疾患の遺伝的傾向が実際の病気にどのようにつながるかというと、むしろ喫煙、肥満、運動、ストレスといった他の要因のほうが重要であり、それによって左右される。）このように遺伝的要因が過度に重要視されるという誤った現状を背景にすると、健康保険料の査定や雇用といった場面で、遺伝子検査がわたしたちに害をなすことも大いに考えられる。また、遺伝子研究には望ましくない情報を明らかにしてしまうというリスクがある。父親が本当の父親でないとか、隠された近親相姦といったことである。さらに、杜撰な遺伝子研究によって民族全体に偏見と汚名が着せられるといった事態も起こりうる。その明らかな事例を挙げると、ニュージーランドのマオリ族に「闘いの遺伝子」なるものがあることを発見し、マオリ族の人々はその遺伝子のせいで高い暴力性をもつ傾向にあると主張した研究者がいる（Yong, 2010）。こうした主張は特定の民族集団全体にステレオタイプを押しつけることになるが、当の研究を見てみると、このような大それた結論はまったく立証されていないのである。

こうした理由によって、遺伝情報の解釈や管理については特別な注意を払わなければならないと考えられる。研究を実施する前に、いくつかの方針を定めておく必要がある。

(1)遺伝子検査において家族全員に関係する所見が見つかったとき、家族にその情報を必ず伝えるべきだろうか？　それが家族の望んでいることなのかどうかは、どうすればわかるだろうか？
(2)研究参加者に対してどんな結果をフィードバックするべきだろうか？
(3)遺伝情報の臨床的重要性の基準は誰が決定するのか？　また、予防法や治療法がない病気に関する情報が得られた場合、そのことを伝えることは正しいことなのだろうか？
(4)研究参加者が保険の査定や雇用において不利益を被らないように、遺伝情報の機密性をどのようにして保護するのか？
(5)特定の集団を対象とした遺伝子研究の結果を誤った仕方で一般化してしまう危険性を、どうすれば避けられるだろうか？　とりわけ、メディアによる報道がその一翼を担っている場合はどうすべきだろうか？

研究の開始に先立ってこれらの問題すべてについて十分に検討がなされていれば、「遺伝子例外主義」と言われるような誤謬を避けることができるだろう。

「すべては遺伝子が決定している」ということはなく、事実、健康と福利の大半は、わたしたちが自分の生活をどう管理するかや、社会環境による健康増進のあり方によって決まってくるのである。

疫学研究

健康データは、ある人の診断結果や既往歴、その人の家族の既往歴といった当人の健康のためだけにとどまらず、もっと広い重要性をもっている。疫学研究は、通時的に情報が蓄積された大規模なデータバンクの間の関係を見ることに立脚している。疫学研究の有名な例を二つほど挙げてみよう。一つは、喫煙には高い依存性があると同時に、主要な疾患ほぼすべての原因となることを示した研究、もう一つは、有鉛ガソリンによって引き起こされる大気汚染と子どもの認知能力の低下に関連性があることを見出した研究から、現在の無鉛ガソリンが開発されるに至ったことである。こうした疫学研究の拠り所は情報へのアクセスである。しかしこの情報は、もともとは患者個人の治療の助けになるようにと取得された情報であるため、医療上の守秘義務の要請に従って保護の対象になりうるものである。だからといって、すでに得られた情報を疫学研究のために使用する場合、データの各提供者に遡って一つひとつ同意を取得するというのはほとんど現実的ではない（個人に遡ろうとしても、すでに亡くなってしまっている場合も多い）。また、データを完全に匿名化することも不可能であり、必要とされる重要な情報が個人の特定を可能にしてしまうかもしれない。そこで、こうした問題に対処し、疫学研究を推進するためには、何らかの解決策が見出されなければならない。そのためにはまず、研究者は得た情報をデータベース構築のためにのみ用い、その他の目的では使用しないという信頼を勝ち得る必要がある。またもう一つの解決策として、データをコード化し、適切な形式に落とし込まれたデータを研究者側に提供する役割を担う「信頼できる第三者機関」の利用を挙げることができる。研究者はそのデータと他のデータの関係を研究するのである（人口動態統計などがこれにあたるだろう）。こうした手法を用いることで、研究者がある個人の健康情報すべてにアクセスすることができるという事態は避けることができる。

疫学研究にまつわる倫理的ジレンマは、生命倫理学におけるより一般的な問題に通じている。プライバシーや医療従事者の守秘義務といった個人の権利に関する事柄は、非常に大きな社会的利益と天秤にかけられた場合には必ずしも絶対的とは言えなくなってくる。ここでは、人権をどこまでも重要視する極端な個人主義と、社会的連携を要求するコミュニタリアニズムとの対立が鮮明化してくるのである。

3　リサーチ・インテグリティ

科学研究にとって決定的に重要なのが、研究者の誠実さである。この誠実さは研究を実施している最中と結果を報告する際の両方において求められる。C・P・スノー（Charles Percy Snow）の言い回しを借りると、「科学という営みを可能にしてきた唯一の倫理原則は、いつでも真実を語るべし、ということである」（Snow, 2000）。残念ながら、必ずしもすべての科学者がこの倫理原則を遵守しているわけではない。科学上の発見をして成果を挙げなければならないとか、**インパクトファクターの高い雑誌**に論文を載せることで自分のキャリアを押し上げていかなければならないとったプレッシャーが強く働くにつれて、科学研究における不正行為は増加してきているように思われる。こうした研究不正の最近の有名な例が、韓国の幹細胞研究者であるファン・ウソク（Hwang Woo-Suk, 黄禹錫）の論文である。2004年と2005年の論文において、彼は史上初めて人クローン胚を作成し、そこからES細胞株を得たと発表した。また後に、その方法を用いて11の「疾患特異的」なES細胞株を樹立したと発表した。しかしながら、結局その発表はすべて虚偽であったことが後になって判明した。事実、体細胞クローンによって作成されたと申し立てられた細胞とその体細胞を提供したドナーとが適合しておらず、また、人クローン胚とそこから作られるはずのES細胞株とが適合していなかったのである。科学的な不正が明らかになった別の例についても考えてみよう。アメリカの科学者であるW・T・サマーリン（William T. Summerlin）は、黒いマウスから白いマウスへの皮膚移植を成功させたと発表した。しかしながら、事実はなんと白いマウスの体をフェルトペンで黒く塗っただけだったのである（Brody, 1974）。さらに別の例では、イギリスの婦人科医であるマルコム・ピアース（Malcolm

Pearce）が、子宮外妊娠の症例において胚の再移植を成功させ、無事に誕生に至ったと報告した。また製薬企業と提携して、200人の女性に対して多囊胞性卵巣症候群の治療薬の試験を実施したと発表した。しかしピアースが主張したような移植手術は行われていなかったし、薬についても試験は行われていなかったのである（そもそも、提携した製薬企業すら存在しなかった）。こうした不正の事例はどれも極端なケースではある。しかし、科学者を対象としたこれまでの調査によれば、研究上の不正行為はさまざまな仕方でなされており、決して珍しいものではないことが示唆されている。

さて、研究上の不正行為をいくつかの種類にわけ、そのそれぞれについて考えてみることにしよう。データの捏造、データの改ざん、引用元を明記せずに他の人の仕事をコピーすること（剽窃）、それに論文共著者に関する虚偽申請である。また、科学的発見に関するメディアとのコミュニケーションに関わる倫理的問題についてもあわせて考えてみたい。

捏　造

仮説を「証明」しようと、研究者がデータを単純にでっち上げることが時々ある。実際に行った実験には含まれていないようなデータが、公表された論文の図や表の中に含まれてしまっているというケースがそれである。その最たるものは、実験をまったく実施していないのに、どれそれの研究成果が得られたと主張するものである（フェルトペンでマウスを黒く塗った例がこれにあたる）。

改ざん

理論に適合するように写真やデータに手を加えたり、仮説と矛盾しているデータを削除したりすることを改ざんという。データを統計分析にかける際、わざと不適切でミスリーディングな方法を使ったりすることも改ざんにあたる。また、ただ単に仮説を確からしくするために、実際の調査結果に基づかずに計算の過程で数字を操作することも改ざんである。

剽　窃

剽窃とは、誰か他の人のアイデアをあたかも自分が思いついたもののように装って発表することである。引用元を明示せずに他の人の論文の一節——それが印刷されたものであろうとそうでなかろうと——をコピー＆ペーストして論文や報告書を作成することは、それを暗黙のうちに自分のオリジナルの著作だと主張していることに他ならない。剽窃は、レビューが行われる段階においても起こりうる。研究計画書や学術誌の査読待ちの原稿を審査する立場にある不誠実なレビュアーが、その計画書や原稿からアイデアを盗むことで研究を先にスタートさせてしまい、自分のオリジナルの仕事だと主張するのである。

論文共著者に関する虚偽申請

研究論文は準備の段階から草稿を経て最終版になるまで編集されて完成するわけであるが、そうしたいずれの段階にも参加しておらず、実際にはすべて他の人が行ったにもかかわらず、その論文に共著者として名前を載せることを要求したりそれを認めたりすることも、研究上の不正行為である。研究室の上席の研究者がプロジェクトを統括していて、そのプロジェクトで刊行されるすべての論文の共著者となることを求めているが、その実、研究から執筆まですべての仕事を部下の研究者が行っているというのは決して珍しい話ではない。こうした文脈における誠実さを担保するためには、すべての共著者に関して当の論文への寄与率を明示することが必要となるだろう。実際、現在では多くの学術誌でこのことが要求されるようになっている。また、著者名に関連する不正の例としてこれとは別に、「ゴーストライター」や「ギフトオーサーシップ」の問題を指摘することができる。たとえば健康商品開発メーカーのようなスポンサーが、自社製品の市場価値を高めるためにその道の権威となっている人物の名前を使いたがり、その研究者は単に名前を貸しただけで実際に論文を書いているのはスポンサーの社員だったというようなケースである。（この場合、自分は何もしなくても業績が増えるので、「ギフトオーサーシップ」の受け手である研究者にも不正な利益がもたらされているのである。）

メディアハイプ——マスコミと研究者

研究の成果を誇張してマスメディアに公開することで、研究上の発見をできるだけ大々的なものに見せたいという衝動に屈することも、科学上の不正行為に関連する問題の一つと言える。ファン・ウソクの事件の背景にもこうしたメディアハイプ（マスコミによる誇大宣伝）があったことは明らかである。ファン・ウソクは韓国の幹細胞研究の権威として、一流の国際ジャーナルに科学的大発見を発表することによって国の威信を高めようとし、また同時に、国家的なヒーローになろうとしたわけである（実際に、不正が発覚するまで、ファン・ウソクは国民的英雄であった）。また、先ほど取り上げた「闘いの遺伝子」に関するメディアの報道――この用語を研究者が認めているかどうかにかかわらず――が人種差別にまつわる市民の強烈な反応を引き起こしたことも、メディアハイプの事例と捉えることができる。同様のことは、気候変動という高度に政治的な事案についても起こった。人間の活動が地球温暖化の原因となっているということを示す科学的な知見に対して疑義を挟むために、データの一部の不確定要素について科学者たちの間で交わされたe-mail上の議論が公開されるという事件があった（BBC, 2009c）。このように、ある仮説が誤っている可能性についてオープンにされるというのは科学的アプローチにとって重要なことであるが、しかしながらこのケースでは、e-mailの流出は科学者がわざと一般市民を騙しているという主張のために用いられた（しかしその後、人間の活動が地球温暖化の主要な原因であるという仮説を裏づける圧倒的な量の証拠が累積されつつある）。こうした事例を考えていくと、科学的誠実さにとって研究の実施のあり方や研究結果の公表の仕方だけでなく、メディアが研究結果を報じる際の正確さや誠実さも重要な要素になっているということがわかる。個人的な利益や国家の利益に引きずられて、科学的な発見を歪めたり、誇張したり、何らかの操作を加えたりしないこと、これこそがまさに科学が自らの誠実さを維持するただ一つの道なのである。謙虚であることと用心深くあること、これらが科学者の涵養すべき徳であると言えるかもしれない。

不正行為が起きると科学に対する信用は著しく損なわれるため、科学上の不正行為に対する関心は世界中の科学者コミュニティで高まりを見せている。不正行為への対処法（内部告発者の保護や、リサーチ・インテグリティについての必修コースの設置などを含む）を策定する機関も次第に増えてきている。アメリカでは、連邦政府の関係機関が設置され、研究不正を調査し必要に応じてペナルティーを科すことができるようになっている。アメリカ公衆衛生局の支援のもとに設置された研究公正局（Office of Research Integrity）がそれであり、ここで策定された方策の詳細についてはウェブサイトで確認することができる（http://ori.hhs.gov/statutes-regulations を参照のこと）。とはいえ、すでに述べたように、研究不正を防ぐ効果的なバリアとして機能しうるのは、科学者自身の誠実さだけなのではないだろうか。これを効用の問題と見ようと、義務の問題と見ようと、徳の問題と見ようと、それはどれでもかまわない。しかし、科学者の圧倒的多数がこの誠実さという基本的な価値を尊重し、それを身をもって示す努力を厭わなくなってはじめて、科学は真の科学として後の世代に引き継がれ、発展していけるのである。この場合の誠実さとは、ただ実験で得られた証拠のみに基づいて、信頼できる知識を公平無私に積み重ねていくということに他ならない。

4　研究と未来

わたしたちは生物医学研究の未来に何を期待することができるだろうか？　おそらく、「わたしたちは何を望んでいるのか（＝将来に起こるべきこと）」という問いと、「将来の研究の動向はどういうふうになりそうか（＝将来に起こりそうなこと）」という問いとを分けて考える必要があるだろう。わたしたちは皆、将来の生物医学研究では不正行為や不誠実さがなくなり、また健康への利益を度外視した単なる商業目的の研究が行われないようにと願っている。そして、人間の健康と福利が世界規模で増進されて、貧しい国と豊かな国との間にある深刻な健康格差を埋めていく一助となればよいと考えている。（国際的な健康格差の問題については第6章で詳しく扱うことにしよう。）とはいえ、現実的に起こりそうな将来を予測すると、裕福な人がより申し分なく健康になるという願望が生物医学研究における研究課題をリードし、また健康増進をもたらす医学研究が医療機器メーカーや製薬企業によって主導されるという事例は今後もっと増加していくであろう。それによってより高価な医療的介入が施されるようになり、世界の人口の大多数にとって問題となるような健康問題は看過されるようになるのではないか。さて、どちらが夢で、どちらが未来の現実だろうか？　本節では、まず人間のエンハンスメント（増強）に関する主張について考えてみたい。その議論は「ポスト・ヒューマン」というユートピアの未来を水平線の向こうに見つめている。その後、人類が直面している主な医療問題に国際連携を通じて取り組むための、研究の進むべきもう一つの道について見てみることにしよう。

エンハンスメントと完全な未来？

現代の生物医学の発展によって、医療が「健康よりももっとよい状態」をもたらしてくれる可能性が高まってきた。疾病の克服から、通常の人間がもっている能力のエンハンスメント（増強）へと視点が移ってきたのである。たとえば、形成外科手術のスキルはもともと戦争や交通事故によるひどい負傷に対処するために磨かれてきたものであるが、今では「美容形成」ないしは「美容整形」外科術として転用されている。美容形成外科は、それを求める消費者が望むような「より優れた形」にするために身体を整形したり「彫刻」したりするわけであるが、大きな経済的利益が出やすい医療分野の一つとなっている。同様に、注意欠陥多動性障害のような疾患をもっている幼い子どもやうつ病の治療のために開発された薬が、テスト勉強のときに集中力を高めるために用いられたり、「幸せ」な気分になるために使われたりしている――これは薬の名を取ってプロザック革命と呼ばれたりするが、そうした事態は小説家のオルダス・ハクスリーが『すばらしい新世界』において予見していたことである。さらに、国内外のスポーツイベントにおいて競争がますます激化するにつれ、また経済的利益が増加するにつれ、ドーピングの問題が出てくるようになった。この問題は、もともとは医学的症状の治療のために開発された薬が運動競技のパフォーマンスを高めるために使用されるようになったことに端を発し、ひいては不公正な競争とスポーツマンシップの崩壊が生じるのではないかという大きな懸念につながっている。

このように、人間能力のエンハンスメントの可能性は次第に拡がりを見せているが、それは以下のようにいくつかのカテゴリーに区分することができる。

⑴身体的エンハンスメント――身体に外科的な、あるいはその他の医学的な介入を施すことで、身体の外見だけでなく、強さ・早さ・持久力といった

身体能力にも変化を加えること。

⑵寿命の延長――身体的・精神的な老化に対して効果のある薬を用いることで、数十年と言わず100年以上生きられるようにすること。

⑶認知的エンハンスメント――注意力や記憶力、さらには推理力といった精神的能力を向上させること。

⑷情緒的エンハンスメント――悲しみ、内気、低い自己評価、抑うつといった感情を和らげたり、解消したりすること。

⑸道徳的エンハンスメント――薬や遺伝子操作を使用することで、より利他的でより攻撃性の少ない人間にすること。

人間の完全性を目指すこうした営為の極限にあるのがトランスヒューマニズム運動である。この運動は、ナノテクノロジーや人工知能を用いることで人間の身体的・精神的能力がやがては完成され、その結果、完璧に設計された人間の安住の地が創られる「ポスト・ヒューマン」の未来に目を向ける。（この運動を支持する人の中には、肉体の死後も、個人の心や人格がコンピュータ上にダウンロードされることを通して永遠に生き残ると予見する者もいる。）

こうしたトランスヒューマニズムの主張は、正当化可能な科学的予想とSF的な未来予想の間のどちらともつかない場所に位置していると評することができるものであり、実にさまざまな批判が寄せられている。第一に、人間の能力を効果的に増強させるには、今のところ科学的根拠がかなり乏しいということが指摘されている。この批判はとりわけ認知的エンハンスメントに当てはまる。というのも、それによって知的能力の向上がもたらされうると広く考えられているが、実際のところは、記憶力や推論力の向上が見られたとしてもほんのわずかか、もしくはまったく向上していないという結果に終わっているからである。同様に、道徳的エンハンスメントについても疑義が付されている。薬を使うことで満ち足りた気持ちになったり、攻撃性が抑えられたり、より利他的になったりはするかもしれないが、それが道徳的な向上とどんな関係にあるのかは釈然としない。なぜなら、薬による精神状態の変化は単に化学的物質の作用によって無理やりもたらされたものであって、本人自らの意志による道徳的コミットメントであるとは言えないからである。第二の批判は、「エンハンスメント」という言葉をめぐる問題に由来する。エンハンスメントによる能力や寿命の変更が人間の現状の真の改善であるという場合、それはどういう意味で「よりよい」のだろうか？ わたしたちがそのような「ポスト・ヒューマン」の未来を願うとなぜ言えるのだろうか？ もっと頑強な身体を手に入れたり、もっと素早く動けるようになったり、もっと頭が賢くなったり、もっと長生きすることができるようになったりしたら、わたしたちの生はよりよいということになるのだろうか？ こうして考えていくと、トランスヒューマニズムの主張は、人間の生にとって価値あるものについて暗黙の価値観を前提に置いているように思われるのである。

道徳的に善い人生とはどのようなものかという問いをめぐる議論には終わりがないだろう。また、第2章で論じたように、道徳理論が異なればその答えもおのずと違ってくるだろう。トランスヒューマニズムを支持できそうな道徳理論は、道徳的行為者性に重きを置く義務論や有徳な人生の追求を強調する徳倫理学よりも、最大多数の最大幸福を唱える功利主義やリバタリアニズムだろう。この議論をさらに続けることもできるが、実は、人間の能力のエンハンスメントに対してより決定的とも言える第三の批判が存在する。それは研究資源の配分の問題である。果たして、わたしたちはエンハンスメント研究のために研究資源を割いてもよいのだろうか？ この種の研究によって利益を得るのは豊かな国に暮らすごく少数の特権者たちだけである。その一方で、生きるための最も基本的な衣食住さえも確保できなかったり、治療法がすでに確立している病気に苦しめられたりする人は世界に大勢いる。わたしたちは研究の優先順位を完全に間違えているのではないだろうか。

研究の優先順位——10/90のギャップ

1996年、WHOに設置された「健康と医療に関する研究のための特別委員会」(Ad Hoc Committee on Health Research) が「10/90のギャップ」について報告した。世界の疾病負荷[2] の90%を占める健康問題に対しては、年間数十億

2) 「疾病負荷」(global disease burden) とは、世界中で疾病によって失われた人命や生の質の総計のことを指す。たとえば、その指標として「健康寿命 (0歳からどれくらい健康で生きられるかを示した値)」などが用いられる。

ドルにもなる研究費のうちわずか10%にも満たない額しか充てられていないというのである。さらに、こうした疾病負荷の大半を背負っているのは、国際研究から得られた恩恵にはほとんど与れないような貧しい国の人たちなのである。

この深刻なギャップにはいくつかの要因が絡んでいる。まず挙げなければならないのが、商業優先主義という製薬企業の体質である。株式会社という形態をとる製薬企業は、世界全体の健康ニーズに応えられるような薬を製作することよりも、むしろ株主への配当を最大化することを目指している。先述したように、すでに存在する医薬品によく似ているけれども特許による保護を新たに確保できるようデザインされた模倣薬への注目は、このことの帰結である。こうしたビジネスプラン自体には、目に見えて倫理的に許容できないところがあるわけではない。というのも、これは民間企業による経済活動であり、その目的は倫理と法の枠内で自社の利益を最大化することなのであって、世界の健康格差に対処することではないからである。しかしながら、国際的な研究の以下の三つの側面に関しては、倫理的な問題を指摘することができる。第一の問題点は、研究結果から利益を享受できる可能性が低い低中所得国において研究を実施することである。現在、アメリカの製薬企業が提供している臨床試験の実に43%はアメリカ国外で実施されている。それにもかかわらず製薬企業は、研究の計画、利益を享受する国や団体の決定、研究成果を論文として出版すること、薬価の決定、製品の流通といったことのすべてをコントロールしているのである。第二の問題点は、近年の臨床試験が医薬品開発業務受託機関を利用することで、研究遂行体制の合理化をますます推し進めていることである。医薬品開発業務受託機関は臨床試験をマネジメントする機関であるが、窓口を一本化することで複雑な臨床試験のすべての段階を包括的に管理している。その業務には、臨床試験実施計画書の作成、その計画書を商業的研究倫理委員会の審査にかけて倫理面について承認をもらうこと、医師や病院に報奨金を与えて研究参加者をリクルートすること、データの解析などが含まれる。医薬品開発業務受託機関の活動は多くの国境を股にかけて行われているため、それを監視したり規制したりすることが難しくなっている。最後に第三の問題点は、人を対象とした研究に対する規制が高所得国において明らかに厳しくなってきているため、発展途上国に臨床試験をアウトソーシングする製薬企業が増えているということである。しかも、発展途上国では、貧困のために医療を受けることができず、自分にある権利を知らず、研究者による搾取から身を守る術をほとんど、いやまったくと言っていいほど持ち合わせていない、貧しく教育も受けられず弱い立場にある人たちがたくさんおり、格好の研究参加者となっているのである。この問題がとりわけ深刻となるのは、医療の収益性が低く、患者やその家族からの「袖の下」および臨床試験を依頼してくるスポンサーからの大口の支払いを、妥当な収入源として医師が当てにしているような国においてである。これらの理由から、多額の資金が投入されている現状の医学研究から得られる健康上の利益は、研究プロジェクトの優先順位が世界人口の大多数を占める人たちの健康ニーズに合わせて見直され、それに応じて研究が行われたと仮定した場合に達成されるであろう利益よりも、はるかに少ないのである。

現在は市場主導で研究プロジェクトの優先順位が決定されているが、この問題についてより倫理に適ったアプローチを考えることはできないのだろうか。解決策の一つは、法律と規制である。先に触れたような搾取と腐敗の深刻な事例のうちの少なくとも何割かは防ぐことができるように、貿易に関する国際協定と医学研究に関する国内政策を改正することができるだろう。別の解決策としては、むしろ市場原理をてこにして研究の優先順位を変えることができるのではないかという提案が示されている。一つ具体例として考えられるのが、報奨金のための基金を設定することである。これまで放置されてきた世界規模の健康問題に対して効果的かつ経済的な解決策を見出した個人、グループ、企業に賞を贈って、金銭的な報酬を与えるのである。もう一つの例が（哲学者のトマス・ポッゲ（Thomas Pogge）が発案した）ヘルス・インパクト基金（Health Impact Fund）の設立である。特許を廃し（それゆえ薬価は下がる）、新規に開発された医薬品の健康へのインパクトがどれだけあるかを評価して、それに応じて製薬企業に報酬を与えるというアイデアである。こうした解決策はすでにWHOの専門家委員会でも検討されているが（Consultative Expert Working Group on Research and Development: Financing and Coordination, 2012）、WHOに参加している各国が必要な財源を調達する用意があるかどうかなど、その実現のためには国際的な取り組みが必要となりそうだ。

10/90のギャップを解消していく別の方法として、公的な資金提供による科学的発見の共有について態度を変えていくということが考えられる。（民間の研究事業であっても多くは直接的あるいは間接的に政府からの助成を得ているのだから、民間の研究もまた変わっていかなければならないということになるだろう。）実際、科学的発見を私的財産として特許によって保護されるものと見なすのでなく、公的領域に属しているものと考える科学者や資金提供者は増えてきており、発見した研究者に一定の期間クレジットがつけられた後は、そのデータへのオープンアクセスが要求されるようになってきている。この点で、健康増進をもたらす医学研究を推進し保護するには、コミュニタリアン倫理学の考え方が有効なのかもしれない。その考え方によれば、私的利益の最大化ではなく、人々の連帯と互恵性がこうした研究すべての礎石となるのである。

このような研究の価値に関する態度の変化を示す好例として、近年のバイオバンクの発展を挙げることができるだろう。「バイオバンク」という語は、サンプルの提供者個人のライフスタイルや既往歴などの情報が結びつけられうる生体試料や遺伝情報を大勢の人々から集めて保管し管理することを指す。したがって、バイオバンクはあらゆる種類の研究プロジェクトに豊かな材料を提供することができる。バイオバンクは将来、病気を引き起こしている複雑な要因や、疾病の発症を予防し治療するための最も効果的で最も安価な方法についてはるかに優れた情報を提供できるようになるだろう。今世界が直面している主要な健康問題に対処するうえで、バイオバンクは重要な武器となる可能性をもっているのである。

とはいえ、バイオバンクがあるからといって、魔法のような解決策がパッと出てくるわけではない。バイオバンクとして機能するだけのデータが揃うには何年もかかるし、世界中の研究者がバイオバンクにある情報を参照し利用できるようにするには国際協力が不可欠なのである。多くの異なるバイオバンクが世界中（ほとんどは先進国）に存在するが、そのそれぞれが作られた経緯も運用のされ方も、まったくと言っていいほど異なっている。大別すれば、以前に集められた既存の生体試料や医療情報をリンクさせる後ろ向きのバイオバンクと、一からボランティアを募って新規の生体試料と医療情報を提供してもらい、データ化されたその情報を数十年にわたって保管する前向きのバイオバンクとに分けることができる。(こうした前向きのバイオバンクの一つにイギリスのUKバイオバンクがある。イギリス全土からまんべんなく、40歳から65歳までの50万人のボランティアのリクルートに成功しており、研究計画に十分な価値があると認められれば国際的にもそのデータを利用することが将来できるようになるという。)

各国の多数のバイオバンクが(個人情報保護のための適切な安全措置がとられたうえで)相互に結びつけられ、世界の90%の人々の健康問題に関係するような研究に優先順位を置くという合意のもとに利用されれば、地球規模の医学研究が行われる可能性は非常に大きくなる。経済的利益に目がくらんで土地を囲って私有地にしてしまう行為から守られるべき「共有地」というメタファーから、わたしたちが進むべき道が見えてくるように思われる。つまり、わたしたちは生体試料や医療情報を権力者だけがアクセスできるフェンスで囲われた私有地としてではなく、共有の牧草地として扱わなければならないのである。このようにしてバイオバンクは、収益ではなくニーズに応じて健康増進をもたらす医学研究の優先順位を共同で決めるという、将来そうなるかもしれない取り組みの最初の足がかりとなるだろう。

5 結 論

近代医学とヘルスケアのあり方は生物医学研究によって変化してきた。まさに、近代という時代は科学的な医学の時代なのである。抗生物質による治療やワクチン接種などの予防手段のように、近代において発明された新しい治療法は枚挙にいとまがなく、こうした新しい治療法のおかげで、少なくとも世界の一部の人々の健康は増進し、寿命も伸びてきた。しかし、医学研究はそれ自体としてよいもの、すなわち内在的価値であるわけではない。なぜなら、それは医学研究がどのように実施され、何を目的として行われているかに左右されるからである。たとえば、感染症の根絶に役立つ研究は、生物兵器として感染症の拡大を引き起こすことにも使われうるし、精神疾患の克服を目指してデザインされた人間心理に関する研究は、もしかしたらより高度な形態の拷問を作り出すために用いられうるかもしれない。研究参加者が強要され搾取されるような研究もありうるし、研究者が不誠実だったり利己的な人だったりする場合もありうる。だからこそ、生命倫理学は研究の倫理と研究者の倫理の双方を扱わなければならないのである。研究の目的、方法、実施のすべてに関して、生命倫理学は批判的で綿密な問いを投げかけていかなければならない。第4節で見たように、研究のために費やされた努力と資金が考えうる限り最も有効に活用されたと言えるかどうかが、おそらく倫理的な問いの鍵となると考えられる。次の第6章では、こうした問いを世界規模の正義の問題と（あるいは世界そのものの存続の問題と）関連させて考えてみることにしたい。ある作家が使った表現を借りれば、わたしたちは、タイタニック号のデッキチェアを動かして模様替えをするといった、沈む運命にある船で実施しても無駄であるようなことをしているわけではない、ということを確認する必要があるのである。

読書案内

研究倫理とリサーチ・インテグリティについての詳細な情報を得るには、アメリカ国立衛生研究所（National Institutes of Health）のウェブサイトが抜群によい情報源である（http://bioethics.od.nih.gov/）。また、アメリカ国立衛生研究所に属するフォガーティ国際衛生科学先端研究センターのウェブサイトも同様に素晴らしい（http://www.fic.nih.gov/RESEARCHTOPICS/Pages/Bioethics.aspx）。両者ともアメリカに拠点を置いている組織であるが、世界中の研究をカバーしており、重要な書類や法規はすべてこのサイトで見つけることが可能である。研究倫理の歴史や最新の議論の動向については E. K. Emanuel, R. A. Crouch, J. D. Arras, et al., *Ethical and Regulatory Aspects of Health Research*（Johns Hopkins University Press, 2003）が最も頼りになる文献になるだろう。Ruth Macklin, *Ethics in Global Health: Research, Policy and Practice*（Oxford University Press, 2012）には、個別の話題に関する切れ味の鋭い批判的な論文がここ数年の仕事の成果として収められている。ES 細胞をめぐる議論については Benjamin Capps と Alastair Campbell が編集した *Contested Cells: Global Perspectives on the Stem Cell Debate*（Imperial College Press, 2010）を参照するとよい。研究における動物の使用についてバランスのとれた議論をしているのがBen Mephamの*Bioethics: An Introduction for the Biosciences*（Oxford University Press, 2008）である。エンハンスメントとポストヒューマニズムについてはJulian Savulescu, Ruud ter Meulen and Guy Kahaneが編集した*Enhancing Human Capacities*（Wiley-Blackwell, 2011）が全体をよくカバーしている。健康よりももっとよい状態（better than well）という概念をめぐる議論について考えるにはCarl Elliott and Peter Kramerの*Better than Well: American Medicine Meets the American Dream*（W. W. Norton, 2004）がうってつけである。健康増進をもたらす研究の優先順位に関する10/90のギャップについては、WHOのウェブサイトを訪ねてみるとよい。また、アメリカ国立衛生研究所のウェブサイト上の図書館も参考になるだろう。

第6章

正　義

1　はじめに

どんな子でも、ずいぶんと幼いときから正義という概念は理解しているように思われる。親は子どもから幾度となく、公平ではないことを意味する「それはずるいよ！」という文句を聞かされるものである。「公平性（fairness）」としての正義とは、不平等な扱いが正当化されるほどの相違点が人々の間にあるのでもない限り、すべての人を平等に扱うということを意味する。したがって、子どもが「それはずるいよ！」と言うときには、不平等な扱いをされたと訴えているのだろう。たとえば、同じ年頃の子どもがまだ起きているのに自分だけ「早く寝なさい」と怒られたのかもしれない。これはもちろん些細な例であるが、平等な扱いや公正な分配という問題は、大人の世界では非常に深刻なものとなる。食べ物や水、国土、収入といった物質的資源の配分だけでなく、基本的人権に関する平等――たとえば違法な逮捕や勾留といった不当な刑事訴訟を受けない権利、投票権、社会参加の機会を平等に与えられる権利、教育・雇用・医療への公平なアクセス権など――もまたこの問題に関わってくる。

正義はいくつかの領域に分けることができる。

- 刑事的正義（刑事司法）――犯罪の定義、刑事手続、犯罪者への懲罰に際して公正性と不偏性を確保すること。
- 市民的正義（民事司法）――金融・財産・契約といった場面で起こる企業や団体と市民の間に生じる紛争を解決すること。

・社会的正義――個人の権利と社会全体の福利のバランスを模索すること。
・分配的正義――社会において利益と負担を公正に分配すること。

本章で取り上げたいのは、この中でも特に生命倫理学とつながりの深い社会的正義と分配的正義である。まずは公衆衛生倫理のジレンマについて考えてみたい。そこでは社会の利益と個人の自由とのバランスを取ることが求められる。そしてその後で、生命倫理学における分配的正義の三つの重要な問題、すなわち医療へのアクセス、世界各地で見られる健康格差、地球の存続について考えてみることにしよう。

2　公衆衛生倫理

公衆衛生倫理の歴史は19世紀のイギリスに遡ることができる。その時代にコレラが大流行し、特にロンドンなどの主要な都市では人口が激減して人々は恐怖と不安におののいていた。当時一般に流布していた医学理論によると、コレラは「悪い空気」や「有毒な瘴気」によって引き起こされると考えられていた。実際に、コレラは衛生状態の悪さが感染の拡大に直結しており、特に飲料水の汚染が決定的である。まさにこのことを証明したのが医師のジョン・スノウ（John Snow）であった。スノウは、ロンドンのソーホー地区においてコレラの発生率が最も高い場所は、ブロード・ストリートにある給水ポンプの周りであるということを発見した。スノウはコレラの蔓延を非常にシンプルな方法――給水ポンプのハンドルをはずしておくこと――で食い止めることができたのである。

疾病の分布についての科学的調査と他の社会的要因との結びつきというこの組み合わせ（現在ではこれが疫学と呼ばれている）が、断固とした社会的活動に結びつけられる地点が、公衆衛生倫理の関心領域である。集団全体の疾病を予防し健康を増進することができる一方で、公共の利益のために個人の自由を制限する場合もありうるような政策や計画の倫理的側面を検討するのが公衆衛生倫理である。現行の社会健康政策から二つの事例を見てみよう。一つは予防医学であり、疾病を予防したり管理したりする方法を考案する分野である。もう一つが健康増進であり、説得・教育・規制などさまざまな手法を用いてより健康的なライフスタイルを促進する分野である。

予防医学

予防医学が疾病の拡散を防ぎ管理する手立ては多種多様である。スクリーニング検査、ワクチンと予防接種、疾患の告知の強制と感染者の移動の制限といったものが考えられる。

⑴スクリーニング検査

スクリーニング検査では、対象疾患について発症の危険性があるかどうか、子どもに伝染してしまう危険性があるかどうかがテストされる。スクリーニングは出生前になされる場合もあるし（胎児にダウン症などの遺伝子異常がないかどうかを検査するスクリーニングがそれに当たる）、出生後の場合もある（新生児に対するフェニルケトン尿症のスクリーニング検査がよい例だろう。フェニルケトン尿症は稀ではあるが非常に重篤な疾患である）。また、青少年や成人に対するものもある（たとえば、性感染症の検査、乳がんのかかりやすさを調べる遺伝子 BRCA1/2 の検査、生まれてくる子が嚢胞性線維症を発症する原因となる遺伝子について検査する嚢胞性線維症キャリアスクリーニングなどがある）。ここで生じる倫理的な問題は、スクリーニング検査の正確性に関する問題と、スクリーニングが任意か義務かに関する問題である。フェニルケトン尿症のスクリーニングに関しては、多くの国や州ですべての新生児に対して行うことが義務づけられている。というのも、フェニルケトン尿症は食事制限による治療が効果的だからであり、無治療による脳へのダメージとそれによる上述の精神発達遅滞を防ぐことができるからである。しかしながら、「偽陽性」と「偽陰性」の問題についてはどうすればよいだろうか。「偽陽性」とは、検査では陽性であったが実際には症状が出なかったという場合を指す。「偽陰性」とは、検査結果が陰性で、それは実際には疾患を検出できなかっただけなのにもかかわらず、自分は病気ではないと誤って安心してしまうことを指す。こうした予測の不確実性という問題を考えれば、ほとんどのスクリーニングは任意であるべきだということになる。また、スクリーニングを受ける人（あるいはその後見人）に対して、予測がどれだけ確実なのかについての情報や、もし検査が陽性だったときには（何か手立てがあるのならば）どうすればよいのかについての情報が十分に伝えられなければならない。

⑵ワクチンと予防接種

ワクチンには、破傷風や天然痘など特定の感染症を引き起こす病原体が不活化された形で、あるいは生きているけれども毒性が弱められた形で入っている。わたしたちの身体は、ワクチンを接種するとすぐに異物（抗原）に対する抗体を作る。身体の中で免疫が作られていくきっかけは、人為的にワクチンを摂取するか、あるいは自然に感染症に罹ってそれから回復するかのいずれかである。ただし、ワクチンを接種したからといって、免疫が保証されるわけではない。自然な免疫は、実際に感染症に罹って回復した場合にのみ備わるのである。それでも、ワクチンは疾患の本格的な症状が出てくるのを防ぐという意味で大多数の人にとって非常に大きな効果をもっており、また同時に、感染症の蔓延を防ぐのに（少なくとも高所得国においては）大いに役立ってきた。ワクチン接種を広く実施することによってもたらされる別の重要な結果は、それによってその集団全体の有病率が下がり（「集団免疫」の獲得と呼ばれる状態となり）、たとえ集団の中に免疫をもっていない人がいたとしても、その人が感染するリスクを抑えることができるということである。

スクリーニング検査と同じく、ワクチン接種に関してもその主な倫理的問題は義務か任意かというものである。麻疹、おたふく風邪、風疹といった感染症は、ありふれているが罹るとやっかいな疾患である。これらは三種混合ワクチンによって予防できるが、子ども全員にワクチン接種を義務化するかどうかは倫理的問題となる。一部の子どもはワクチン接種によって不快症状を訴えるかもしれないし、さらには、ごく稀なケースであるが、ワクチン接種によって重篤な副作用が生じることもある。だからといって、あまりにも多くの親が自分の子どもへのワクチン接種を拒んだ場合、感染が拡大して集団免疫が失われることになってしまう。このように、個人の選択と共同体の利益との衝突がまさにここで起きているのだと言えよう。このとき、社会的良心という観点から問題となるのが「フリーライダー（タダ乗り）」の存在である。自分の子どもにだけはワクチン接種のリスクを負わせないようにしながら、大半の親がワクチン接種に同意するのを当てにして、ちゃっかりと子どもを集団免疫の傘に入れてもらおうとする親のことである。こうした例を真似する親が増えれば、いつかは集団免疫が失われ、実際には子どもを守れなくなってしまうだろう。こうしたリスクにもかかわらず、ほとんどの国ではワクチン接種は義務化されていない。その代わりに、たとえば小学校の入学要件に書き加えるなどの間接的な方法に訴えて、親がワクチン接種に応じるように促している。

(3)パンデミック（世界規模の大流行）を防ぐ

病気には国境はない。SARSの大流行が記憶に新しいが、重篤な疾患の世界的蔓延（パンデミック）は、多くの場合、個人の自由を大きく制限することにつながる。こうした規制のうち穏やかなものは、旅行者の体温のスクリーニング検査やその他の健康調査であり、結果として旅行の許可が下りないこともありうる。一番厳しいものは感染者の隔離であり、第三者への感染の危険性がなくなるまで自宅あるいは特別な施設で隔離される。他の方法としては、行政が医療従事者に対して感染者全員についての詳細情報を報告するように（したがって守秘義務を放棄するように）命じるやり方があり、この場合も必要に応じて、第三者への感染の危険がなくなるまで患者の自由が制限されることになる。

こうした事例から考えていくと、予防医学は、個人の自律性こそが生命倫理学のただ一つの規範だという考え方の限界を照らし出しているように思われる。第三者に害がおよぶ危険性が考えられるときに、責任ある行動ができない可能性のある人の行為を規制するために強制的な措置をとらなければならない事例があることは明らかである。しかしながら、どの程度の危害が予想されればそうした強制的措置に踏み切ってよいのか、また自由への制限はどの程度までであれば正当化されるのか。これらは難題である。感染症の蔓延によるパニックが個人の自由に対する不当な制限につながることがないように、リスクとベネフィットのつり合いがしっかりと保たれなくてはならない。

健康増進

個人や集団の健康増進を図る際にも、自由と規制との間の緊張関係が同じように生じてくる。社会的な目標を達成するための強制の極端な例が、中国の「一人っ子政策」である。この政策は特定の集団（都市部に住む漢民族）に対して2人以上の子どもをもつことを禁じるものであり、世界で最も人口の多い国において人口の増加に歯止めをかけることを目標にしている。一人っ子政策によって人口増加率は減少に転じたが、結果として男女比の不均衡が生じることになった。女の子よりも男の子を望むという社会的背景があるためで、このことが強制的な中絶や避妊手術、さらには嬰児殺しにまでつながっているとも報じられている。もっとリベラルな国でも、健康を目的として強制的な手段が取られている例がある。典型的なものは、自動車のシートベルトや、オートバイや自転車のヘルメットの着用に関する法律である。こうした例では、交通事故による負傷の程度を軽減しひいては医療費を節約するうえで、個人の行動を制限することがきわめて効果的であると考えられている。

広告を使用して一般市民に健康リスクについて注意喚起を促すような例は、強制と個人の選択との間のグレーゾーンにあると言える。無防備な性交渉がエイズによる死を招くと警告したオーストラリア政府による「死神」広告はその有名な例である。また、（すべてではないがいくつかの国で）煙草のパッケージに喫煙が引き起こす病気の数々がわかりやすく絵で印刷されているというのも同様の事例である。こうした健康増進の手法は強制的ではないが、商品の販売戦略で用いられるものと同じ類の強力な説得方法を用いて（死に至ることを強調したりその他の健康上の問題に訴えたりして）、人々の行動を変えようと企図するものである。こうした手法によって、人々が自分で考えて意思決定を下す機会が奪われてしまうという議論はありうる。しかしもちろん、同じことは商業的な宣伝広告についても言えるのであり、むしろ純粋に合理的な選択が行われることのほうが、あるとしてもごく稀であるように思われる。救世軍の設立者で初代大将であるウィリアム・ブース（William Booth）は「悪魔のささやきはなぜ甘いのか」と言ったらしいが、自分の健康を守るようにと人々を説得しようとする人も、同じことを言うかもしれない。結果として健康が増進されるのであれば、採られた方法もおそらく後から正当化されるのである。健康増進の他の手法として、事実に根ざした証拠と理性的な議論を通して人々に不健康な習慣を改めるよう説得する「健康教育」とでも呼びうるものがある。健康的なダイエットと不健康なダイエットについての情報提供や、明快な食品表示ラベルの導入などがそのよい例である。

さて、社会的正義が求めているのは、わたしたちが説得するかあるいは強制するかのいずれかの手段を用いて、人々が全体の利益のために（多くの場合は同時に人々自身の利益のために）行動するように仕向けることであるのは明らかだろう。もしわたしたちが倫理学における自由の重要性を保持したいのであれば、それを実現する最善の道は、人々が個人的な利益に走らず、自ら進んで全体の福利のために力を注ぐような市民社会をつくることであろう（これは第2章で論じたコミュニタリアニズムのアプローチに他ならない）。しかしながら、それを達成することは容易ではないということが難題なのであり、公共善を最大化するためには、広告や法律の力をうまく利用することが必要となるだろう。

3 アクセスの公平性と医療のパラドックス

さて、ここからは正義の別の領域である、分配的正義について考えていきたい。分配的正義で問題になるのは、共通善のために人々の行動に影響を及ぼすことではなく、人々が共通善の公平な分配を受けられるようにすることである。権利や利益の分配に関する公平性として分配的正義を捉えれば、ジェンダーや性的指向、民族、年齢、宗教、政治的信条、社会階級などによって医療へのアクセスが差別されることが――少なくとも一見したところ――なぜ不正なのかを理解することができるだろう。（こうした相違が多少なりとも不平等な扱いを正当化するのはなぜなのかを示すもっともな理由を見つける必要があるだろう。）とはいえ、人種差別や女性差別のようなあからさまな不公平はさておき、何が公平なのかを決めることは必ずしも容易ではない。状況によっては、不平等な仕方で人々を扱うことのほうが公平に値するということもありうる。古代ギリシアの哲学者であるアリストテレスは「わたしたちは等しいものを等しく扱い、等しくないものを等しくなく扱わなければならない」と述べた。これを別の角度から言い直せば、わたしたちはそれぞれがもっている相違に応じた仕方で人々を扱わなければならないのである。これは公正な扱いと呼ぶことができる。公正な扱いは等しい扱いとは違うのである。

しかし、異なる処遇を倫理的に正当化する相違とはどんなものなのだろうか。医療における不平等な処遇を正当化するのはどんな種類の相違だろうか？　明らかな例としては年齢がある。幼い子どもは手を貸してあげないと自分の世話をきちんとできないし、同じことは加齢によって何らかの精神的・身体的能力を失ってしまった高齢者にも当てはまる。人生はくじ引きのようなもので、遺伝的な身体障害や精神疾患、重病や大事故の後遺症などによって不健康という不平等な割り当てを受ける人の例は枚挙にいとまがない。こうした事例から、医療における分配的正義をどのように理解すればよいのかについてヒントが得られる。人々のニーズや能力が大きく異なることに注目することが重要である。こうした相違は倫理的な違いを生む可能性があり、ひいては不平等な扱いを正当化するかもしれない。そのうえ、わたしたちは公正性としての正義について**積極的な**理論を導入することで、さらに議論を一歩先に進めることができる。その理論はニーズを**満たす**だけでなく、人々のニーズを**軽減**し、人々の能力を**回復**し**改善**することも求めるのである。

しかし、健康をどう定義したらよいのかわからないという問題があるため、健康になるための手段を公平に分配することはなおさら難しくなっている。第1章で述べたように、WHO が設立された際、次のような非常に理想主義的な健康の定義が採択された。

> 健康とは、病気ではないとか、弱っていないということではなく、肉体的にも、精神的にも、そして社会的にも、すべてが満たされた状態にあることをいう。(World Health Organization, 1948)

この定義は実現が不可能に思われるとしてたびたび批判の的となってきたが、WHO は決してこれを曲げようとしなかった。たしかに、このような完全な状態に達している人などどこにもいないように思われるし、むしろその状態には遠く及ばない人がたくさんいることだろう。しかしながら、この定義はいわば目指すべき方向性を示すものなのであり、ついつい狭い定義に陥りがちになることを気づかせてくれるのである。たとえば、医学的な治療の成果にばかり集中していると、人々が生活し働く際の社会的・物理的状態といった、健康を確保するうえで重要となる他の要素が見過ごされることがありうる。このように、人々を公平に扱うということは、医療への平等なアクセスを全員に提供することだけを意味しているのではなく（もちろんこれは明らかに重要であるが）、人々が身体的にも精神的にも社会的にも開花することのできる環境を創造し維持していくこともまた意味しているのである。

しかし、すべての人に健康をというこの価値ある目的の達成に向けた努力の中で、わたしたちは別の問題に突き当たることになる。近代医学は自らの成功によって苦しめられてきた。高所得国では乳児の死亡率が劇的に下がり、平均寿命が過去の「人生70年」からかなり上昇してきたことから医療費は急上昇を続けており、個人にせよ保険会社にせよ政府にせよ、医療費を負担することがますます困難になってきている。これが「医療のパラドックス」と呼ばれてきたものである。医療が成功しても、医療への需要は減るどころか却って増大し続け、需要は必ず供給を上回ってしまう。これはいくつかの要因のためである。第一に、昔であればすぐに命を落としていたような病状の人でも、命を延ばすことができるようになったことが挙げられる。臓器移植がそのよい例である。また、早産で生まれた子どもの命も、より早い段階から救うことができるようになった。こうしたことから医療への期待が高まり、その結果として、医療費のかさむ高度な医療技術を用いて健康問題を解決しようという需要も一貫して増加し続けてきたのである。第二に、長寿社会が実現するにつれて、さまざまな種類の慢性疾患を抱えながら生きる人が多くなってきたことが挙げられる。こうした慢性疾患は完治する可能性がなく、コストのかかる薬を大量に使用する長期的で高価な治療が必要となる。第三に、高齢者人口の増加により、アルツハイマー型認知症のような認知機能障害の発症率が押し上げられ、介護サービスの需要が飛躍的に伸びてきていることが挙げられる。第四に、高所得国では主な感染症はほぼ根絶された一方で、それに取って代わるように「ぜいたく病」が蔓延するようになったことが挙げられる。糖尿病や心臓病といったぜいたく病の多くは、肥満度の上昇によって引き起こされている。その結果、効果的な医療によって人々がより健康的で満ち足りた人生を送れるようになるのではなく、むしろより不健康で不満足な人生を送ってしまうという、医療のパラドックスが生じているのである。そのうえ、このような不満はアルコールの過剰摂取や薬物の乱用、喫煙や不特定多数との無防備な性交渉など、健康を害するようなさらなる行為へとつながりうるのである。

公正な配分の取り決め

医療への需要が供給を常に上回ることは避けられないように思われるが、そこで考えなければならないのが、限られた医療資源を公平に分配する方法についてである。これに関して、マクロ、メゾ（中間）、ミクロの三つのレベルに分けて考えてみたい。「マクロ」レベルで問題になるのは、たとえば教育や防衛などと比べて、国全体の財源（国内総生産）のうちどれくらいが医療に割り当てられるかといったことである。「メゾ」レベルでは、医療のために利用可能な全資源を、異なる医療サービスや患者グループにどのようにして分配するかということが問題となる（たとえば、短期急性期病院と長期療養施設のどちらに分配するかということが問題となる）。「ミクロ」レベル（「医療供給」と呼ばれることがある）では、ある治療がそれを望むすべての人に対して十分には行き渡らないというときに、誰がそれを享受するのかということが問題となる。以下ではこの三つのレベルそれぞれについて議論するが、とりわけ第三の医療資源の供給の問題に紙幅を割くことにしたい。

医療にいくら使うのか――マクロレベルの問題

国内総生産に占める医療費の割合は、国によってかなりのばらつきがある。最も医療に財源を費やしている国はアメリカであり、最新の数字だとGDP比18%である。最貧国では3%もしくはそれにも満たないという状況なので、差は歴然としている。ただ、効果という観点から見た場合には、アメリカは医療費につぎ込んではいるが、より支出の少ない他の国よりも健康上の効果を上げていない。たとえば、アメリカの乳児死亡率は30数ヵ国の中で高いほうであり、また平均寿命は全体の28位にとどまっている（OECD, 2011）[1]。したがって、単に医療にお金をかけただけでは公正な健康効果は達成されないということを見て取ることができる。これにはいくつかの理由がある。第一に、重要

1）　参照されているOECDの2011年の報告書（*Health at a Glance 2011*）によれば、アメリカ合衆国の乳児死亡率は6.5%であり、これは40ヵ国中上から10番目に高い数字であった。

なのは医療にいくら支払ったかではなく、医療資源がどれだけ公平に分配され、どれだけ効果的に使われたかということである。アメリカのように国民皆保険制度をもたない国には、健康保険に加入していない人や十分な保障を受けられない人が大勢いる。そういった人たちは危機に瀕するまで病院に行くのを我慢する傾向にあり、病院に行く頃にはすでに手遅れになっていて、すぐに医師の診察を受けていた場合よりも病が重くなっていたり、死期が早まっていたりすることが多い。（その明らかな例の一つが、貧困層の女性に対する出生前のケアが十分に行われていないために、結果として乳児と妊産婦の死亡率が高くなっていることである。）第二に、診察や治療などのサービスに応じて医療従事者に報酬を支払うシステムの問題がある。システムの歪みが誘因となって、医療従事者が不必要な検査をしたり、高価な医薬品や手技を使用して過剰な治療をしたりする事態が生じているのである。（たとえば、アメリカではMRI（核磁気共鳴画像法）を過剰に使用する例があった。MRIを導入した病院が設備投資費を回収しようとして不必要に使ったのだという。また、出産による死亡率よりもはるかに高い死亡率をともなう不必要な手術も大きな問題となっている（Gawande, 2011)。）いくつかの国で医療に高額を費やしながら健康上の効果が芳しくないことの第三の理由は、健康状態や死亡率は医療の提供だけによって決まるわけではないということである（医療が効果的かつ効率的に提供されている場合ですらそうである）。健康を脅かす最も危険な因子は貧困と、それに伴う不十分な住環境、危険な地域での生活、栄養不良や肥満を助長する貧しい食生活、雇用不安、低学歴といった問題である。こうした要因は、危険な飲料水や水不足、衛生状態の悪さ、食糧不安、武力衝突などに頭を悩ます資源の乏しい国でよく見られるものであるが、実は高所得国においても、最も重大な健康問題や最も短い余命は、社会的な貧困の程度に直接に関係しているのである。これまで見てきたように、効率的であろうとなかろうと、単純に医療に費やしたお金の額で健康の値を計ることはできない。政府が国民の健康と平均寿命を改善するためには、効率的かつ効果的な医療の提供ならびに効果的な健康教育の提供はもとより、福祉、住宅供給、教育、所得分配に関する政策など、国の社会構造全体を見直す必要があるのである。

医療サービスにおける反比例の法則――メゾレベルの問題

医療的介入の効果は費やされた金額の総計だけによって決まるわけではなく、異なる集団や異なる種類の医療サービスの間で全体の予算が分配される方法にも左右される。それゆえ、わたしたちは医療の分配に関する「メゾ（中間）」レベルの問題について考える必要がある。ここでは、崖のふちにある架空の村を想定して話を進めていこう。その村はまるで絵のように美しく、居心地のよい酒場が一軒あり（業務の行える営業時間は規制されていない）、崖のふちに立てば大海が開けている。唯一の欠点は、暗くて寒い冬の晩に（おそらく酒場でほろ酔いになって）村人が道に迷ってしまうことがよくあり、崖のふちに近づき過ぎて誤って崖から転げ落ち、下の岩に突っ込んで深刻な怪我を負ったり、死んでしまったりするということであった。こうした事故がよく起こるようになったので、村人たちは会合を開き、お金をかけて崖のふもとに救急ステーションを作り、レスキュー用のヘリコプターを配備して怪我人を迅速に病院に搬送できる体制を採ろうと話し合った。幸運なことに、話が決まりそうになったとき、1人の村人が（よりお金のかからない）よい案を口にした。「崖の頂上に沿ってフェンスを立てて、村にもっとよい街灯をつけたらどうだろうか？　それにそもそも、そんなになるまで飲み過ぎないようにさせたほうがいいんじゃないか？」

この話は、「メゾ」レベルでの医療の配分に関する問題の一つを表す寓話である。現実には、高いコストのかかる崖のふもとのレスキューサービスに支出するのでなく「崖の頂上に沿ってフェンスを立てる」といった本当に効果的な医療計画の例というのは、非常に少ない。医療の中でも救急部門は、病院の全体予算に対してかなりの部分を占めるという傾向にある。この傾向は、地域医療サービスや健康的な暮らしのための社会基盤、健康教育などが優先されるべきことが明らかな低所得国においてすら同様である。とはいえ、このことはある程度は理解可能であるように思われる。そもそも予防というのは達成するのが非常に難しく、命に関わる事故などが起きた後で危機介入するほうがまだ容易だからだ。（「酒場で飲み過ぎないようにする」といったように）人々の行動を変化させることは、時間がかかるし効果にばらつきがあることが多い。この問題のよい手本は、（本章で先に議論した）ジャンクフードを避けたり喫煙をやめたりするようにと人々を説得することに成功した事例であろう。また、救急部門に予算を割くことを制限することも非常に難しい。提案された政策に対して、それが死をもたらすという理由で反対されることがあるが、救急部門の予算削減の場合もそのせいで政治的に不可能となることが多い。救急部門に予算を割かなければ死亡者が増えると主張されれば、政治家も有権者も予算を他に回すということに支持を表明しにくくなるだろう。しかしながら、公正性としての正義について考えた場合、救急部門だけに多額の予算を回すというのは資源の不公平な分配であるように思われる。救命医療が最優先にされることで、よほど重大な病気にかかるのでもない限り医療の恩恵に浴する機会が得られなくなるからである。

この問題を別の角度から考えてみると、健康を害する製品の販売促進を支える商業的関心との関係が浮かび上がってくる。巷に広く出回っている安い食品には健康に悪い影響を与える原材料が含まれていることが多々あるが、食品業界に規制をかけてそうした原材料の使用を禁止したり、過度の飲酒を減らすように最低価格を設定することをアルコール飲料業界に要請したりすることは、効果的な「障壁」となりうる。しかしながら、国によってはこれらの業界のロビー活動が非常に力をもっており、そうした対策の実現化を困難なものにしている。疾病予防対策と商業的関心の相剋に関する別の例としては、煙草の包装と広告に関する規制についての長期にわたる国際的な議論がある。たった一ヵ国、オーストラリアにおいて、煙草のすべての銘柄に関して無地の包装とし、喫煙のもたらす悪影響を表した写真を掲載するということが義務化されたが、それもつい最近のことである。

話を医療資源の配分に戻そう。異なる種類の医療的介入について生じる医療資源の公平な配分に関するジレンマと並んで、より複雑な問題が存在する。それは、ある患者群と別の患者群とでそれぞれのニーズが非常に異なっている場合に、どのようにして公平な比較衡量を行えばよいかという問題である。わたしたちが使うことのできる資金には必ず限りがあるものだとして、たとえば、認知症患者のための介護施設の環境をより良くするために予算を使うのと、より高度ながん治療のために予算を割くのと、どちらを選ぶべきだろうか？　前者は比較的多くの患者に対してより個別的で尊厳あるケアを提供することができるのに対し、後者は（おそらくは）比較的少ない数ではあるが一部の患者の生存期間を長くすることができる。この種の配分に関するジレンマによって、わたしたちは医療現場において有用となるような正義の理論をどうすれば案出できるか頭を悩ますことになる。この問題には後で立ち戻ることにして、その前に、まったく異なる種類のニーズを比較衡量することがいかに難しいかについて触れておきたい。余命幾ばくもない場合にその生の質を改善するのか、それとも末期疾患に冒されたままでもよいから数ヶ月（もしかしたら一年以上）の延命をするのか、どちらにより価値があるのだろうか？　わたしたちにはやはり、こうした問題を解決するためのある種の洗練された正義論が必要なのである。（これについては後述する。）

「メゾ」レベルにおける医療資源の配分をめぐる第三の問題は、イギリスの論者チューダー・ハート（Tudor Hart）の言う「医療サービスにおける反比例の法則（inverse care law）」に関わる。ハートによれば、それは、「優れた医療サービスを受けることができる可能性は、そのサービスを受ける人びとのニーズに反比例する傾向がある」（Hart, 1971, p. 405）という法則である。この問題は「郵便番号による配給の違い」とも呼ばれる。これは、住んでいる場所というおよそ倫理とは関連性のない違いによって、同じニーズが不平等に扱われてしまうという不公平な事例のことを指している。後で見るように、この違いはもちろん世界規模でも当てはまるが、イギリスのように国民皆保険制度を有する先進国においても、医療サービスの供給における不均衡は依然として問題となる。この問題の一因として、医療従事者は社会的に望ましい地域で働くことを選ぶというものが挙げられるだろう。そうした地域には、できるかぎり自分で自分の健康を気遣う可能性が高く、また教育水準が高く自分の要望をはっきり伝えることのできる患者集団がいる。（それとは逆に、さまざまな問題を抱えている貧困地域の患者は、「**厄介な患者**」と心ない言われ方をするのである。）しかし、別の問題は、医療サービスの利用可能性にではなく、患者が医療サービスへのアクセスのしやすさや関係性をどのように認識しているかに関わっている。貧困と欠乏の悪循環に陥ってしまうと、人々は医療従事者に信頼を寄せることができなくなり、助けを求めることを忌避するようになってしまう。このように、医療サービスへのアクセスという問題は（社会的な意味でも心理的な意味でも）非常に重要になってきている。こうした状況が意味しているのは、医療を扱う正義論ならば、人々のニーズだけではなく利益を享受できる能力についても考慮しなければならないということである。

順番待ちの死——医療ケアの配分

「ミクロ」レベルでは、全員を治療するだけの医療資源がない場合に、その治療を受ける人をどうやって選ぶべきかということが問題となる。一つ喩え話をしよう。駐車場の脇に自動車修理工場のチラシが貼られていた。「良質修理、迅速修理、安価修理。お客様はお好きな二つを選ぶことができます。三つともすべては無理です」。すなわち、もし良質で迅速な修理を選べば安くはないし、迅速で安価な修理を選べば良質ではなく、良質で安価な修理を選べば迅速ではない。ミクロな資源配分（いわゆる医療供給）を考えるとき、わたしたちはこれと同じような選択肢の三つ組——良質・迅速・安価——に遭遇するのである。こうした供給のジレンマの例として、以下のようなものを挙げることができる。

- 必要な臓器がすべての人には行き渡らないという状況において、腎臓移植を受けるのは誰かを決める場合。
- 運動機能の回復のために行う股大腿関節の手術に関して、あるいは、視力改善のために行う白内障手術に関して、優先されるべきなのは誰かを決める場合。
- 治療の効果が見込まれるすべての人に投薬することは予算的に不可能であるような状況において、認知症の発症を遅らせることができるけれど非常に高価な薬剤を支給する場合。
- 家族の負担を軽減するために、長期療養施設のベッドを配分する場合。
- ベッド数が限られており、新たな急患が来ると予想される状況において、集中治療室に誰が残るべきかを決める場合。

駐車場のチラシになぞらえて考えてみると、理想的には、すべての人に迅速で良質な治療を提供したいところではあるが、問題はすべての人にそうするだけの資金的余裕がないということである。そのため、多くの場合、少なくとも公的資金が拠出される場合には、安価で良質だが迅速ではない治療、という選択肢が採用されることになるのである。別の言い方をすれば、医療資源の供給に際して順番待ちリストが利用され、結果として「修理」を待たねばならない患者が出てくることになる。しかしそうすると、ここで三つの倫理的問題が持ち上がってくる。すなわち、⑴順番抜かしの問題にどう対処するか、⑵待ち時間の長さの基準をどう決定するか、⑶わたし独自の言い回しである「順番待ちの死」のリスクをどう考えるかである。この⑶「順番待ちの死」は言い換えれば、順番待ちの基準によって、順番の先頭に達する前に死亡してしまう患者が出てくることを意味している。こうした三つの問題に関して、以下では、とりわけ腎臓移植の際に問題となる臓器の配分と絡めて論じていくことにしよう。

⑴順番抜かし

駐車場のチラシに立ち返って考えてみると、裕福な人であれば、「良質、迅速、しかし安価ではない」という選択肢を選びうること、さらには（もし合法的だとすれば）移植可能な腎臓を他者に先駆けて最初に購入しうることがわかる。しかし、少なくとも二つの理由でこれは不正義であると考えられる。一つ目は、ある人が富裕であるからといって、その人の生命と健康に関する権利が他者のそれよりも重いと見なされているわけではない、という理由である。なるほど、富裕層は健康長寿に寄与するようなサービスや生活スタイルを入手する余裕があるので、より長く生きれられることだろう。しかしだからといって、富裕層がそうした優位性をもつことが公平であるというわけではない。健康は、それに見合った対価を払えば誰でも購入できる贅沢品のような商品ではないのである。そうではなく、健康は人間の福利にとってあまりにも重要であるので、（理想的な世界においては）すべての人が等しい福利の量をもつべきだとわたしたちが信じるようなものなのである。理由の二つ目は、支払能力が主な基準となってしまえば、移植用に提供された腎臓は比較的病状が軽い裕福な人々に移植されてやがては底をついてしまうので、腎臓移植からより大きな治療上の利益を享受しうる重篤な人々はその機会を失ってしまうことになる、というものである。これもまた不公平であるように思われる。なぜなら、治療上の利益を享受できる能力がどれだけあるかということは道徳的に重要な違いを生むように思われる一方で、支払能力がどれだけあるかということはそうではないからである。この二つ目の反対意見は、順番待ちの順位を決める正しい基準とはどういうものなのか、という問いにつながる。

(2)誰が最初か？——待ち時間の長さ

ここに3人の患者がいて、この3人の全員に適合性のある腎臓が一つあると想定してみよう。1人目の患者は20代前半の若い男性である。男性は現在、人工透析をしているので趣味のスポーツを続ける能力を制限され、また就職についても能力を限定されている。男性に扶養家族はなく、両親と一緒に住んでいる。2人目の患者は、2人の子持ちの既婚女性である。女性は1人目の若い男性よりも長く人工透析を行っている。女性にとって長期的に有効な解決策は腎臓移植であるが、医学的条件に問題があり、それが女性の移植の機会を狭めている。3人目は離婚歴のある50代後半の男性で、すでに子育ては終わっており、子どもと会うことはめったにない。男性は数年間人工透析を受けているのだが、減量やアルコールなど、医師の治療上の指示をよく守らないこともあって、このまま透析を続けていたとしても長く生きる見込みは少ない。だがそれでも、移植をすればもっと長く生きることができるはずで、移植をしなければ、じきに亡くなってしまうだろう。さて、この3人の中で、誰が腎臓移植を受けるべきだろうか？

当該の医療的介入によって得ることができる生存年数と、その生の質の割合（1が最高で0が最低）を掛け算することで、こうしたジレンマの解決策を提案している論者もいる。これは質調整生存年（QALY）として知られているものである。このQALY計算では、おそらく若い男性が移植を受けることになるだろう。最も若いので長い年月を生きる可能性をもっているわけであり、また、医学的状態に照らしてみると、人工透析をしないで済めば、男性はきっと積極的で生産的な人生を送ることができるようになるだろうからである。一方で、子をもつ女性の場合、若い男性と比べれば残された人生は長くなく、移植を受けた場合の効果が劣るように思われることから、女性のQALYスコアは一層低くなると考えられる。順番待ちの列の最後尾は年輩の男性である。年輩の男性に残された人生の時間はさらに少なく、また、治療指示を遵守しなかったことも移植の際に問題となるだろう。とはいえ、この年輩の男性は移植をしなければきっと亡くなってしまう。

⑶生きることができるのは誰か？——順番待ちの死

さて、先の問題は「順番待ちの死」の事例でもあるが、その事例ではその順番はQALYの測定によって計算される。しかし、これは公平だろうか？QALY計算では、利益を享受できる能力という観点からより若年での治療的介入の方が有利になるため、今回のケースでは20代前半の若い男性が有利な立場となる。しかし、この若い男性も子持ちの女性も人工透析をすれば生存可能であるのに対して、年輩の男性が順番待ちの最後尾に置かれるとしたら、彼はきっとまもなく死んでしまうだろう。過去に治療指示を十分に遵守しなかったからといって、この年輩男性は死に値するということになるのだろうか。彼に第二のチャンスを与えなくてもよいのだろうか？　また、小さな子どものいる母親についてはどうだろうか。扶養家族をもたない若い男性が最も効果的な治療を受けているのに、子をもつ母親が人工透析を受け続けなければならないのは正しいことなのだろうか？　ひょっとすると、利益を享受できる能力は、希少な医療資源の分配の仕方を決めるときに使用すべき唯一の基準ではないのかもしれない。

閑話休題——二つの思考実験

わたしは先に本章で、わたしたちが直面する公平な資源配分という問題に対処するためには、とても洗練された正義論が必要となると述べた。その必要性はさらに高まっていると思われるが、今ここで候補となる正議論を紹介する代わりに、まずは二つの思考実験ないしはロールプレイを通じてその問題に取り組んでみたい。以下に二つのシナリオを提示するが、その二つはどれも公平な資源配分に関する何らかの基準を要請するものである。もしあなたが1人で本書を読んでいるとしたら、シナリオ内のキャラクターの1人の状況を自分に当てはめて解決策を検討してほしい。もちろん、グループで検討することもできる。もしあなたが授業を行う教員ならば、クラスの皆にそれぞれいろいろな役割を割り当ててグループディスカッションを行ってほしい。（わたしはこうしたディスカッションを、イギリス、ニュージーランド、シンガポールで非常に多様なグループとともに何度も行ってきた。)

(1)シナリオ 1——誕生日ケーキ

今日はあなたの6歳の誕生日パーティーである。参加した子どもはあなたを含めて5人おり、全員が同じくらいの年齢（すでに6歳になっているか、もうすぐ6歳になるところ）である。大きな丸いケーキがやってきた。ケーキを分ける公平なやり方を誰かが決めなくてはならない。5人の子どもたちは皆ケーキが好きで、アレルギーのある子どもはいない。さて、どのようにケーキを切ればよいだろうか。どうすれば公平だと言えるだろうか？（解決策とその理由を決めるまでは、以下を読み進めないこと。）

この問題に対しては、複数の解決策を提案することができる。最も単純な解決策は、ケーキを5等分することである。ただし、丸いケーキを五つに切り分けるのはかなり難しい（誕生日パーティーに分度器をもってくる人はあまりいないだろう）。こうした実践的な問題に対処するにあたっては、第一に、さまざまな手続き的な解決法が提案されうるだろう。その一つは、親や誰か他の大人にケーキをカットしてもらうことである。もちろん、その大人が公平であることが大前提となる。もう一つは「1人がケーキを切り、別の子がケーキを選ぶ」という手続きである。この場合、ケーキを選ぶ方の子どもは少しでも大きなカットを選ぼうとするだろうから、ケーキを切る子どもは、できる限り等しい大きさになるようにケーキを切ることになるだろう。次に、解決法の第二のタイプは役割重視の解決法である。パーティーのホストである親は、ケーキを分配する資格があり、しかもパーティーに参加している子どもたち全員を楽しませるよう動機づけられていると考えることができる。役割を重視した別の解決法は、誕生日パーティーの主役がケーキを切り、皆に配るという方法である。これは一見、不公平に思えるかもしれないが、他の子どもたちも自分の誕生日にはこの役割を担うことができるわけで、そう考えると結局、子どもたち全員がこの特権を平等にもっていると言える。第三の解決法は、個人の選択に任せるというものである。それぞれの子どもが、どのくらいの大きさのケーキが欲しいのかを言うことができる。どの子も自分が公平だと思われたいから、この解決法を採ったとしても結果として大きな不公平はおそらく生じないだろう。最後に、第四の解決法は感謝とお裾分けである。この解決法の一つの具体例は、まずケーキを6等分し（五つに分けるよりも簡単である）、そして余った一つを親にあげるというものである（感謝）。この方法には別のパターンもある。子どもたち全員が少なめでほぼ等しい大きさのケーキを取り、誕生日の主役がパーティーに参加できなかった家族や友人に余ったケーキを分けられるようにするのである（お裾分け）。

この思考実験は取るに足らないものと思われるかもしれないが、実は重要な正義原則のいくつかを映し出している。ケーキを5等分するという第一の解決法は、正義における平等を前提としている。どの子どもにもケーキについて特別なニーズや特別な要求がないとすれば、平等に分けるか個人の選択に任せるかのいずれかが公平であるように思われる。ケーキは生活必需品ではなく嗜好品であることから、等しい大きさに切り分けようとしても、取り分をもらう際の善い振る舞いについて子どもたちの感性を信頼しても、誰も不利益を受けないだろう。手続き的解決法と役割重視の解決法もまた、価値としての平等に基づいている。すなわち、（法廷にある正義の女神像――目隠しをして、天秤をもつ――に象徴されるように）特権が等しく分配されていることや、不偏性に信頼を寄せたりすることの価値である。それに対して、お裾分けと感謝の解決法は、新しい次元を切り拓いていると言ってよい。なぜなら、これらの方法は、「得ること」から「与えること」への方向性の転換を示しており、また、ケーキのような嗜好品に関する場合でさえ、正義とは個人の権利を超えたものでありうること――すなわち、共同体的な価値をも反映しうること――を示唆しているからである。

(2)シナリオ2――救命ボート

二番目のシナリオははるかに深刻で困難なものである。（先ほどと同様のロールプレイを行ってほしいが、これから見ていくように、このケースでは考慮すべき人数がケーキの事例よりも1人増えて6人となる。）状況を説明しよう。今、一隻の救命ボートが風のない海にぽつんと漂流している。母船は突然沈没してしまったので、救難信号は送られていない。救命ボートにはオールが1セットのみついていて、その他の動力はなく、風や雨といった天候の見通しはつかない。備品を点検してみたところ、公平に分ければ5人の人物が4日間持ち堪えられるだけの食料と水がある。しかしながら、懸命にオールを使って漕いだとしても、一番近い陸地に辿り着くには10日かかることがわかっている。この救命ボートに乗り合わせた5人とは、病弱な老婦人、中年の会社員（肥満傾向で心疾患あり）、授乳中の赤ちゃんがいる若い女性（この赤ちゃんが6人目の登場人物である）、2人の健康な若い男性である。2人の若い男性のうち、1人は軽度の知的障害を有する。また、2人目の若い男性は、幼い子どもに性的いたずらをしていたらしいという話であるが、そのことは確かめられていない。

さてこのとき、水と食料をどのように分ければ、正義が確保されるのだろうか？（先ほどと同じように、読み進める前にこの問題への自分の回答を考えてほしい。）

一見したところ、このジレンマに明白な答えを与えられるのは功利主義だろう。功利主義の回答は、救命ボートに乗り合わせている人の中の少なくとも一部は陸に到達して生き残れるようにすべきだという想定（最大多数の最大幸福）に基づいている。その想定によれば、明らかに2人の若い男性が重要になってくる（ことによると中年の男性もそうかもしれない）。男性たちには、10日間ボートを漕ぐことができるだけの栄養が必要となるだろう。老婦人は、この計算では価値がないということになる。いずれにせよ生き残れそうにないので、貴重な水や食料を老婦人のために使い果たすことは認めるべきではない。若い女性と赤ちゃんをどうするかは難問である。女性が赤ちゃんに母乳を与え続けようとするならば、脱水になるのを避ける必要があるためボートを漕ぐことはできず、たくさんの水が必要となる。生存者を1人でも多く確保するためには、赤ちゃんが死ぬことを許容して、母親が4番目の漕ぎ手となることになるかもしれない。

もちろん、こうした解決策は残酷であるため、多くの人は忌避して代替案を探ることになるだろう。そのためには、生き残ること（たとえそれが一部の人に限られたとしても）はどんな犠牲を払ってでも確保されなければならないという大前提を疑問に付す必要がある。誰かを救うために別の命に犠牲を強いるという論理を回避する方法の一つは、自発性の原則に訴えることである。すべての人の命には等しい価値があるとするならば、水や食料の割り当てにも平等の権利があると言いうるわけであるが、しかし他人のために自分の取り分を辞退するという選択をする人もいるかもしれない。たとえば、もしかしたら老婦人は、自分はもうすでに長い人生を生きてきたと感じ、自分の人生と引き換えに若い人たちを生き残らせる手伝いをすることが自分のすべきことのすべてだと考えるかもしれない。中年の男性は、心臓がだめになってしまうかもしれないという恐怖の中で懸命にボートを漕ぎ、そのことで死んでしまうかもしれない。最も難しいのは若い母親だろう。他人を生かすために自分の赤ちゃんを見捨てるなどと、彼女が自分から申し出ることができるだろうか？　強制されるのでもなければ、彼女はそうしないだろうと思われる。こう考えてみると、自発性の原則に助けを求めてみても、得られるものはほとんどない。結局、赤ちゃんは強制的な仕方で犠牲となる他ないのかもしれない。

以上とはまったく別の解決策は、「最も重要なのは（一部の人に限られたとしても）生き残ることである」という想定を完全に拒否するものである。不名誉さや永続的な罪の意識に苛まれて生き残ることは、死ぬことよりも悪いことかもしれない。したがって、各人の命の価値を同等に位置づけ、陸には二度と辿り着けないという犠牲を払ってでも、グループで助け合って全員が十分な食料と水を得られるようにすることになる。この解決策を採る場合には、正義とは各人のニーズに見合った対応をすることを意味しており、効用を理由に誰かが差別を受けるということはない。

公正な医療のための原則

さて、医療資源が不足している状況において適切な正義論を探求するという本題に立ち戻ろう。前述した二つのシナリオから、医療資源の公平な配分方法を決めるために用いることのできる原則をいくつか候補として挙げることができるだろう。

1. 各々に等しく分ける
2. 各々に個人の選択に従って配分する
3. 各々に将来における生存年数の可能性に従って配分する

4.　各々にそれぞれの功罪に従って配分する
5.　各々にそれぞれの社会的有用性に従って配分する
6.　各々にそれぞれのニーズに従って配分する

シナリオにおいて考えてみたように、生きるか死ぬかの危機的状況（救命ボートにおける健康と生存）は、それほど深刻ではなくむしろ贅沢とも言える状況（誕生日のケーキ）とは異なり、平等な分配が公平であるとは思われないだろう。ある人は自分が必要とする以上のものを受け取るのに、別の人は自分が必要とするものさえも受け取ることができない、ということになるからである。二つ目の原則もまた問題含みである。というのも、全員にとって公平となるような個人的選択を人々が行うとは保証できないからである。（しかしながら、公平な手続きについての合意を経たうえで、個人の選択を可能にする別のやり方があるかもしれない。このことについては後で論じよう。）将来の生存年数という原則3は、（老婦人が自発的に餓死を選ぶ場合のように）個人の選択としてならば許容可能であるように思われるが、もし人々がそうした選択を強制される場合には、受け入れがたい年齢差別に結びつくだろう。原則4（功罪）については、先の二つのシナリオを用いてディスカッションをしたグループではこの選択肢が選ばれることはほとんどないが、幼い子どもに性的いたずらをしたのではないかと嫌疑をかけられている男性との関連で、この原則について考慮した人もいるだろう。（誕生日ケーキのシナリオの場合には、今日が誕生日の主役の子が特別な扱いを受けるに値すると見なしうるが、他の子どもも同じように、年に一度特別な日を過ごすわけである。）功罪という概念の主な問題は、それが主観的で一貫性に欠けたものとなりかねないことである。たとえば、チェーンスモーカーが肺がんの報いを受けるのは自業自得だからやむをえないと言えるかもしれないが、この原則はどこまで拡張できるのだろうか？　肥満の人は糖尿病の報いを受けて然るべきなのだろうか？　また、過度のストレスに晒されている企業の幹部社員は心臓麻痺の報いを受けて然るべきなのだろうか？　各人の健康を害する状況に関して、個々人にどれだけの責任を問うことができるのかは、わたしたちにはわからないのである。このことは、第二のシナリオにおける軽度知的障害をもつ若い男性についても言えるだろう。このように、功罪の原則には不公平になってしまう恐れがあるように思われる。

すると、残されている原則は二つである。一つは有用性、もう一つはニーズや権利に基づく。この二つは、第2章で論じた道徳理論のうち、功利主義と義務論に対応している。功利主義においては、社会的利益に訴えて最終的な裁定が下される。理想的には、すべての個人が幸福や福利について期待をもつべきであるが、（ジェレミー・ベンサムが言うように）「一人を一人として数え、誰も一人以上としては数えない」のであるから、個人は大多数の福祉に従属しなければならなくなるだろう。これを医療資源の配分に適用してみると、社会のある集団が、全体の福祉により貢献したからという理由で他の集団よりも優遇されなければならないということになり、したがって、社会への貢献度が少ないあるいはまったくない人に対して医療資源を配分することは、大多数の人にとって不公平だということになるだろう。もしこうした論理的帰結に従うならば、功利主義は医療資源の供給に深刻な結果をもたらすだろう。たとえば、政府は重度知的障害者のための施設に予算を割くべきではないということになる（ただし、障害をもつ子の親が自分たちの資産を拠出することは容認されるだろう）。また、社会の繁栄に最も貢献できる人という条件を十分に満たしている若い人たちが優先され、高齢者や身体的・精神的な慢性疾患のある患者は犠牲となるだろう。救命ボートのシナリオにおいて赤ちゃんと老婦人の2人を犠牲にするときと同様に、功利主義理論のこうした論理的帰結を「残酷」、「非人道的」と思う人は多いだろう。しかしながら他方で、これから見ていくように、すべての人のニーズを等しく考慮することを主張する理論は実現不可能であると言える。そのため、社会における非生産的な人々のニーズにも幾ばくかの配慮をする（そうした人たちをまったく無視してしまった場合に大多数が感じるであろう不快感についても考慮する）ような穏健な形の功利主義理論に賛成する人々もいるかもしれない。ただし、穏健な功利主義でも、社会的利益を最も産出することのできる人に優先権が賦与されることは明らかである。

もう一つの案である義務論に基づく理論によれば、いかなる人間も等しく配慮され尊敬されるので、誰もが自分の健康上のニーズを満たす医療サービスに対して平等なアクセス権をもたねばならない。しかしながら、すべての人のニーズを満たすだけの十分な医療資源がない場合、この理論は実際のところどう機能するのだろうか？ 国連の世界人権宣言（1948年）には次のように謳われている。

> すべて人は、衣食住、医療及び必要な社会的施設等により、自己及び家族の健康及び福祉に十分な生活水準を保持する権利並びに失業、疾病、心身障害、配偶者の死亡、老齢その他不可抗力による生活不能の場合は、保障を受ける権利を有する。（United Nations, 1948, 第25条(1)）

この条文で示されていることは、「肉体的にも、精神的にも、そして社会的にも、すべてが満たされた状態」という、WHO憲章において提唱されている健康の定義とは異なることに注意したい。むしろ、世界人権宣言の条文は、それ以下になることは許されないような閾値、つまり最低ラインを示しているのである。それでは、この最低ラインはどのように定めることができるのだろうか？ この問いに答えるためには、まずは先に取り上げた功利主義以外の分配的正義に関する一般理論を確認し、続いてこの作業が、基本線となる最低ラインの健康状態を定義するにあたってわたしたちの助けとなることを理解する必要がある。

分配的正義に関する一般理論のうちで最も影響力を振るってきたのは、政治哲学者のジョン・ロールズ（John Rawls）の理論である。ロールズは、彼の記念碑的著作である『正義論』（*A Theory of Justice,* 1973年）において、自由で合理的な人間が「無知のヴェール」に覆われた状態で自分の住む社会を決定できるとしたら、彼らはどんな社会の一員になりたいと思うのだろうか、ということを考慮する仮説的な状況を想定した。「無知のヴェール」に覆われると、人は自分の能力や好き嫌い、何を善と考えるか、社会的地位など、自分自身のことについては何も知らないという状態になるのである。ロールズは、わたしたちのこの社会がすべての人にとって公平であることを確保する合理的方策は、基本的な正義の二原理に同意することだろうと論じる。ロールズはその二つを**自由原理**と**格差原理**と呼んでいる。この正義の二原理には優先順位があり、二つの原理の間に衝突が生じたときには、自由原理が優先されなければならない。正義へのこうしたアプローチは「社会契約」説と呼ぶことができるだろう。なぜならそれは、人々は選択肢を与えられればこの種の社会的合意に賛同するであろう、というアイデアに基づいているからである。（これは公平な手続きについて合意を得るための自発的なアプローチを採用した方法の一つと見ることができるが、実際にこの種の同意を行う人は誰もいないという意味で非常に理論的なものである。）

さて、ロールズは基本的な正義の二原理を次のように定義している。

第一原理

各人は、平等な基本的諸自由の最も広範な全システムに対する対等な権利を保持すべきである。ただし最も広範な全システムといってもすべての人の自由の同様な体系と両立可能なものでなければならない。

第二原理

社会的、経済的不平等は、次の二条件を充たすように編成されなければならない。

⑴……最も不遇な人びとの最大の便益に資するように。

⑵公正な機会均等の諸条件のもとで、全員に開かれている職務や地位に付帯するように。（Rawls, 1973, p. 302〔邦訳 402-3 頁〕）

これを読めばすぐにわかるように、ロールズは、すべての人が社会的・経済的資源の平等な取り分をもつべきであるということが正義の要求であるとは考えていない。つまりロールズは、自由な社会においては、収入や社会的地位の相違は避け難いと論じているのである（もっと言えば、収入や社会的地位の相違は自分たちの地位を改善しようとする人々の動機となりうるため、むしろ望ましいと考えているのだろう）。正義が要求するのは、人々が自分自身の状況を改善するための平等な機会をもつことだけなのであるが、しかし同時に、ロールズは社会的・経済的な相違によって最も不利な立場に置かれている人たちの状況を改善することに注意を払う必要があるということも認めている。これは「マクシミン」原理として知られており、この原理によって単に富裕層をより富ませるためだけに社会の最貧困層が大規模に搾取される事態を防ぐことができる（とロールズは考えている）。

さて、この理論は健康にどう関係するのだろうか？　哲学者のノーマン・ダニエルズ（Norman Daniels）は、平等な機会の要求のうちに健康を含めることができると提起している。健康障害があると各人の人生設計を追い求める能力が著しく損なわれることから、健康状態や障害に起因する不利な立場をなくすことが正義から要求されるとダニエルズは主張しているのである。このことは、人々はそれぞれの社会において「標準的な機会の範囲」と見なされるものを追求することが可能となるような医療的介入を受ける権利をもっている、ということを意味している（とはいえ、この「標準的な機会の範囲」には年齢や障害の程度に応じた違いがありうる）。それゆえ、（他のすべての点に関しては同等であろうとも）満足できる水準の健康状態にある他者がもちうる選択肢の幅が自分にはないという場合に、その人は健康の最低ラインの閾値を下回ることになるのである（Daniels 2008）。

自らが選んだ人生目標を追求するための能力について言及して、ダニエルズと同じような基準を提示している論者にレナート・ノルデンフェルト（Lennart Nordenfeldt）がいる。ノルデンフェルトはこの目標を「最重要目標」と呼び、健康を次のように定義する。

> 人物Aが健康であるのは、標準の状況の中で、最重要目標、すなわち自分の最小限の幸福にとって必要かつ十分であるような一群の目標を実現する能力をもっている場合であり、かつ、その場合に限られる。（Nordenfeldt, 1987, p. 97〔邦訳146頁〕）

ダニエルズとノルデンフェルトの健康についての記述に共通しているのは、病気の欠如を主要な基準として提示していないことである。実際に、両者の説明では、たとえ病気の人や終末期の患者であっても、その人が「最重要」と考える自らの人生の目標を追求できているのであれば（ノルデンフェルト）、あるいは、こうした状況に置かれた人ならば誰でも追求できると考えるのが穏当であるような目標を追求できているのであれば（ダニエルズ）、それは健康と呼びうるのである。したがって、たとえばわたしたちは、終末期の患者に提供される医療の最低ラインの閾値とは十分なターミナルケアの供給であると言うことができるかもしれない。それによって患者の苦痛を和らげ、尊厳をもたらし、愛する人に別れを告げる苦しみを軽減することができるからである。患者は残された数日の間でも、自分の「人生設計」を追求することができるはずである。

健康とは何かに関する以上のような説明は、医療の最低ラインに関する彼らの基準においては比較的控えめなものであり、それゆえ不足する医療資源の供給にまつわるジレンマにおいても参考となるだろう。たとえば、もはや人生の目標を追求したり、愛する人とコミュニケーションをしたりすることができない状態にあるときでさえ、その患者を何としても生かすために非常に高額な生命維持治療が使用される昨今の傾向について、それを是正するのに役立つかもしれない。しかし、いくつか未解決の問題が残されている。一つは、生命を左右するような医療的介入（たとえば臓器移植など）について、レシピエントになれば誰でも「標準的な機会の範囲」により近づくことができ、あるいは「最重要目標」を実現するよりよいチャンスを得られるというときに、それをどう配分するかという問題である。さらに、より深刻な問題もある。ダニエルズやノルデンフェルトの説明は、個人が属する社会によって異なるような健康の定義か、あるいは自分を幸福にしてくれるものに関する個人的な認識によって異なるような健康の定義（完全に主観的な健康の定義）を生み出してしまうため、国内や国家間で生じている健康状態に関する大規模な不均衡を見逃してしまう危険があるのである。習い性で自分の幸福のために何が必要かという見積もりがとても低くなっている人や、健康状態が総じて非常に悪い社会ないし集団の中で生活している人について、彼らが公平に扱われていると言うことができるだろうか？　健康の「標準的な範囲」として人道的にどうしても受け入れられないものについての、より客観的な基準はないのだろうか？　こうした問いは、健康に関するグローバルな不平等という問題を提起する。次の節ではこの問題について論じよう。

4　健康に関するグローバルな不平等

健康格差に関する世界全体の統計は、厳しい現実を示している。スワジランドで生まれた子どもが5歳になる前に死亡する可能性は、スウェーデンで生まれた子どものほぼ30倍である（スウェーデンでは0.4%、スワジランドでは11.9%である）。カンボジアの子どもが5歳になる前に死亡する可能性は、カナダの子どもの17倍である。世界的に見ると、3人に1人は感染症（HIV・エイズ、結核、ポリオ、マラリア、麻疹などを含む）によって死亡しており、そのほとんどが低所得国の人々である。先進国における感染症による死亡が比較的稀少であるという事実は、グローバルな健康格差の問題に真摯に取り組んだ場合に何が達成できるかを示している（UC Atlas of Global Inequality）。

2008年、WHOは「健康の社会的決定要因に関する委員会最終報告書」を公表した。報告書では、次のように述べられている。

> 構造的な健康格差が、合理的な行動によって回避できると判断される場合、そのような格差は正に不公平であると言える。……これらの非常に大きく、是正可能な、国内および国家間の健康格差、すなわち健康の不公平を正すことは、社会正義の問題である。……社会的不正義のために、多くの人々が殺されている。（World Health Organization, 2008, p. 3〔邦訳2頁〕）

委員会の主張によると、医療にアクセスできないことは、こうした不正義を形作る社会的決定要因のほんの一部分に過ぎない。他の要因として、不正義は「世界的な、あるいは国内における、権力、資金、物資およびサービスの不平等な分配」によって引き起こされている（p. 4〔邦訳2頁〕）。その結果として、人々は必要な医療を欠いているだけでなく、不十分で不衛生な生活環境、最小限の教育あるいは教育の欠如、危険な就業環境、自分と家族を養うのには不十分な収入を甘受しなければならないのである。報告書は、健康面での成績がよくないすべての国（富裕国であっても健康面で不利な立場に置かれている集団がいる国も含む）において、次の三つの領域での対策を強く求めている。

1. 日常の生活環境を改善する
2. 権力、資金、物資の不公平な分配の問題に取り組む
3. 問題を測定し理解し、可能な対処法の効果を吟味する

グローバルな健康格差に対するこうした方策が重要なのは、それによって医療コストの高騰という富裕国が頭を悩ましている問題を超えて、社会を形作る基本的な社会的取り決めについてのより根本的な問いへと議論を拡げることになるからである。もちろん、これを実行に移すのは政治的に困難であり、WHOは各国政府や多国籍企業、金融機関に対して、世界人口の大部分にとって重大な健康問題を引き起こしている政策を変更させるだけの権限をもっていない。しかし、生命倫理学理論の観点からすると、健康における正義を見つめるこのより広いキャンバスは、不可欠なもののように思われる。健康の優先順位に関する議論はもはや国境の中だけで行うことはできないのであり、それを認識するにつけ、わたしたちは「医療への権利」から「健康への権利」へと議論を移していく必要があるのである。以下ではこの課題に取り組んでいる別の健康と正義に関する理論について議論することにしよう。

健康であるためのケイパビリティ理論

これまで論じてきた理論は、大多数の利益に基づいた理論（功利主義）か、特定の社会規範に基礎を置くある種の社会契約に基づいた理論（ダニエルズの「標準的な機会の範囲」またはノルデンフェルトの「最重要目標」）であった。これらの理論とは一線を画す別のアプローチとして、すべての人間には等しい価値と尊厳があるという理解に基づいて、健康への普遍的権利を考える理論を挙げることができる。これはエンタイトルメント論〔権原アプローチ〕と言い[2)]、現代の哲学者であるアマルティア・セン（Amartya Sen）（Sen, 2009）とマーサ・ヌスバウム（Martha Nussbaum）の２人に端を発するが、その議論が十分に展開されたのはスリドハー・ベンカタプラン（Sridhar Venkatapuram）の著書『健康正義』（*Health Justice*）（Venkatapuram, 2011）においてであった。この理論が問うのは、「すべての人間が自分の健康状態に関してもつ道徳的エンタイトルメントとは何か？」という問いである。この問いに答えるためには、

2）「エンタイトルメント」（entitlement）とは、「ある社会において正当な方法で『ある財の集まりを手に入れ、もしくは自由に用いることのできる能力・資格』、あるいは、そのような能力・資格によって『ある人が手に入れ、もしくは自由に用いることができる財の組み合わせの集合』を意味する」（アマルティア・セン『貧困と飢饉』（黒崎卓・山崎幸治訳、岩波書店、2000 年）p. v）。

個人の健康と長寿の四つの要因について考慮する必要がある。すなわち、生物学的な資質とニーズ、個人の行動、物理的環境、社会的条件である。健康に関して不正義が生じるのは、予防可能であったにもかかわらず、早死にしたり障害を負ったりするときである。健康であるためのケイパビリティ〔潜在能力〕理論によれば、生物学的資質についてはおそらく大幅に変更することができないが、健康を損ねたり増進したりする個人の行動については個人の責任でどうにかなり、物理的環境と社会的環境の影響で健康を損なうこと（上記のWHOの報告書によって同定された要因）については改善することが可能である。したがって、健康面の成果で満点をとることは（生物学的資質と個人的責任の要因にも左右されるため）社会的義務とは言えないが、健康を脅かす物理的・社会的条件を変革することで人々の健康であるための能力を増進させることは社会的義務となる。国内外を問わず、人々により長くより健康的な生活を送る現実のチャンスを与えることができるはずのこうした変革をわたしたちが怠ったときにこそ、健康における不正義が生じるのである。この理論は決して宗教的な色彩をもつものではないが、その基本的前提はおそらくアルコホーリクス・アノニマス（Alcoholics Anonymous）[3]の「冷静さを求める祈り」に凝縮されている（もともとはアメリカの神学者ラインホールド・ニーバー（Reinhold Niebuhr）によって著されたもので、「ニーバーの祈り」とも呼ばれる）。

神よ、
変えることのできるものについて、
それを変えるだけの勇気をわれらに与えたまえ。
変えることのできないものについては、
それを受けいれるだけの冷静さを与えたまえ。
そして、
変えることのできるものと、変えることのできないものとを、

3) 1935年にアメリカにおいてビル・ウィルソン（Bill Wilson）とボブ・スミス（Bob Smith）の2人から始まり、次第に世界に広がった飲酒問題の解決を目指す自助グループの名称である。直訳すると「匿名のアルコール依存者たち」であり、AAと略称される。

識別する知恵を与えたまえ[4]。

もちろん、この祈りは個人の冷静さと決意に関するものであるが、「変える勇気を」というメッセージはこのアプローチに呼応するものである。WHO の文書と同様にこのアプローチもまた、人々の健康への能力を減少させる社会的要因についての取り組みを怠ることは「多くの人々を殺すこと」に他ならず、それを道徳的に正しいと見ることは到底できないと論じているのである。

しかしながら、この理論はまだいくぶん一般的なレベルに留まっている。健康を増進させ、人間の尊厳への普遍的な尊敬を保証するために必要とされる具体的な能力とはいったい何だろうか？　マーサ・ヌスバウムは次のように、わたしたちが規範的なものとして捉えるべき人間が会得しうるケイパビリティのリストを提示している。

1. 標準的な長さの人生を生きることができること
2. 良好な健康状態であること
3. 身体の統一性を保持していること
4. 感覚、想像力、思考を用いることができること
5. 感情や感情的なつながりをもっていること
6. 善き生の構想を立てるための実践理性を有すること
7. 有意義で敬意のある社会的連帯をもつこと
8. 他の種への関心を表明すること
9. 遊ぶことができること
10. 自分の物質的・政治的環境を管理できること（Nussbaum, 2006, p. 76-77）

こうした広範囲にわたるリストを見ると、わたしたちが WHO 憲章における健康についての包括的な定義に戻ってきたことがわかるだろう。このリストはその言い回しの具体性が欠けているために、医療資源の供給に関する意思決定には役に立たないのである。たとえば、「良好な健康状態」とは何だろうか？

---

4)　大木英夫訳。https://www.seig.ac.jp/edu/inori.htm（2016 年 6 月 2 日取得）。

少なくとも富裕国においては平均寿命がどんどん延びている今、「標準的な長さの人生」はどう定義されるのだろうか？ また、このリストには、すべての人が到達できるわけではない項目も含まれていそうである。たとえば、重度の身体障害者はどうだろうか。しかし、WHOの定義と同様に、このリストは健康を改善するための限界を設定することができるのであり、それによって人生には多くの側面があり、その構成要素のすべてが最も広い意味で健康と捉えられるべきものであるということに気づかせてくれるのである。このように考えていくと、正義の第三の理論であるこの「ケイパビリティ・アプローチ」は、人間性の開花こそが究極の目標であるという徳倫理学につながっているのである。なるほど、わたしたちは、腎臓移植に際して誰に腎臓を与えるのかという問いには答えられないままかもしれない。しかしながら、グローバルな規模において社会的・政治的な方策がいかに人間の尊厳を脅かしているかということについては、すぐに理解することができるだろう。救命ボートの思考実験を思い出してみよう。救命ボートに乗り合わせた人たちの道徳的ジレンマに対して、満足のいく回答がないということは認めざるをえないが、しかし少なくとも、もっとよい救命ボートが必要なのだということは理解できる。このように、生命倫理学理論はやがて社会的・政治的変革の要求へとつながるのである。

飛ぶ鳩、渡る鳥

健康であるためのケイパビリティ理論がどういった種類の道徳的アプローチを目指しているかを明確にするのに役立つ別のエピソードがある。数年前、わたしはニュージーランドで行われた大麻の使用と健康をめぐる論争を検討する会議で講演をしたことがある。そこでわたしはイマヌエル・カントの著作に出てくる空を飛ぶ鳩の話をしようと考えた[5)]。カントはその中で、翼にかかる空気抵抗に腹を立て、この空気抵抗さえなければもっと早く飛べるのにと思っている愚かな鳩を描いている。しかしもちろん、空気抵抗がなければ鳩はそもそも飛ぶことなどできない。この喩え話でカントが言おうとしたのは、理論を機能させるためには事実という抵抗が必要なのであって、事実がなければわたし

5) このエピソードはカント『純粋理性批判』第二版の序論に登場する。

たちのアイデアなど役に立たないということである。わたしが言おうとしたのも同じようなことで、信頼に足るデータに基づかないままに大麻について論争することは避けようということだった。しかし、わたしは自分の発表ではこのアイデアを放棄せざるをえなかった。というのも、わたしの前に発表したマオリ族の健康問題を扱っている活動家が、わたしたちの社会が薬物乱用の傾向をもつ人たちをいかに配慮していないかを指摘するために、まったく異なる形で飛ぶというイメージを使用したからである。『解放としての健康』（*Health as Liberation*）という本の中で、わたしがその発表者の提題について書いたものを引用しよう。

> 彼が話したのは、渡り鳥の群れの移動についてだった。わたしたちはその飛行を優美でほとんど奇跡的であると捉えるわけであるが、実際に起こっていることの半分しか見えていない。彼は、先導する鳥が空気抵抗に応じてどのように旋回するのか、群れ全体で形成する空気力学的形状がどのように長時間の飛行を可能とするのかを語った。幼い鳥、年老いた鳥、体の弱い鳥がくさび形の隊列の中でどのように守られるのか、一羽の鳥が怪我をしたり飛び続けるのに疲れてしまったりするときに、元気な強い鳥がどのように休息できる場所まで同行して降下し、頭上で旋回する群れに再び戻る手助けをするのかについて語ったのである。（Campbell, 1995, p. 3）

もちろん、これは鳥の本能的な行動であり道徳的選択の類いではないので、人間を鳥にたとえることはできない。しかし、このイメージが示唆しているのは、渡り鳥のように危険を冒してでも行うケア、保護、励ましが健康に関する国際協力の規範となるような人間世界をわたしたちは望んでいるのかもしれない、ということである。

5　人類の生存

とはいえ、こうした健康に関する国際協力が少なくとも一部では行われているとしても（そして健康格差はこの10年間で縮小してきているけれども）、すべては時すでに遅しなのかもしれない。というのも、わたしたちの世代はもっと大きな脅威に直面しているからである。それは人類全体の存亡の問題である。これは生命倫理と環境倫理の接合点であり、もし人類が今の調子で資源を使い続けたとしたら、地球上の人類は滅亡してしまうことを示す証拠が続々と出ている。この人類存亡の危機には二つの重大な側面があり、それらは相互に関連している。すなわち、地球温暖化と人口爆発である。地球温暖化に関して言えば、先述したWHOの報告書の中で、世界人口の都市化が進むことによって出てくるリスクについて指摘されている。

> 最近の都市化モデルは、甚大な環境問題、特に気候変動という難題をもたらしている。気候変動は、低所得国や、脆弱な人々に対して、より大きな影響を与える。現時点では、温室効果ガス排出は、主として先進国の都市部の消費パターンによって決定されている。交通と建築物によるCO_2排出が全体の21%を占め、農業活動によるものも全体の約1/5である。それでいて、農業生産は気候条件の如何に大部分依存している。気候システムの崩壊や消耗と、世界的な健康の不公平を減らすことは、切り離して考えることができない。(World Health Organization, 2008, p. 10〔邦訳9頁〕)

これを読むとわかるように、主要先進国における温室効果ガスの排出量を制御できなければ、世界の中でも最も貧しい国々の人たちの健康や、ひいてはその生存に直接的な影響を及ぼすことになってしまう。しかし、第二の要素である人口爆発は、やがて世界人口の全体に影響を及ぼすことになるだろう。昨今の人口の趨勢と消費パターンがこのままならば、世界中の資源がすべて枯渇してしまう。このことはロンドン王立協会の報告書「人類と地球」(*People and the Planet*)に詳述されている。

> 有限な地球においては、人口増加および資源・エネルギーの消費には環境による制約がある。部分的には、もうすでに限界に達しているかもしれない。また、食料、エネルギー、水といった人間の基本的ニーズでさえも危険に晒されている。(Royal Society of London, 2012, p. 82)

したがって、現在わたしたちが直面している生命倫理学上の問題の中で最も重大なものは、医療のジレンマに関する問題や新しい医療技術の登場によって可能となった誕生から死に至るまでのややこしい選択肢に関する問題ではない、ということがわかる。こうした問題よりも重要なのは、現在の世代と将来の世代のために、地球とそこで暮らす生命を守ることができるかどうかということなのである。ロンドン王立協会の報告書では、世界中の政府が今断固とした行動をとってはじめてそれは可能になる、ということが表明されている。この報告書の中から、最も緊急性の高いものを抜き出そう（Royal Society of London, 2012, pp. 99-101）。

・地球にマイナスの影響をもたらす人間の活動を削減する最も有効な方法は、現在最も物質を消費している人々の物質消費量を削減することである。
・なかでも最も急を要するのが、既に地球にダメージを与えている消費や排出を削減することである。とりわけ、温室効果ガス、森林破壊、土地利用変化がそれに当たる。
・さらに、わたしたちの目標とする世界が極端な不平等のある世界だというのでないのであれば、貧しい人たちの場所を確保することが必要であり、とりわけ絶対的な貧困にあえぎながら暮らしている13億の人々が、十分な生活水準に達するようにしなければならない。
・長期的には、地球の限界をさらに超えることや貧困の増大を避けるために、人口の安定化が不可欠である。出生率の高い国で、避妊をより効果的に（しかし強制的ではない形で）行うことが求められるだろう。（Royal Society of London, 2012, pp. 99-101）

生命倫理学のこの最終的な問題は、実際のところ疑ったり論争したりする余地のないものである。というのは、こうした人類の存亡をかけた問題が取り組むべき絶対的な急務だということを誰も疑いえないからである。ただしもちろん、地球温暖化に関する予測の正確性について論じられる場合のように、危機の程度については議論の余地がある（もっとも、地球温暖化を否定する議論には、企業から賞金が出されているようなものもあるのだが）。生態学上の危機に対してどのように対処するのが最良かについては人々の意見が分かれるだろうし、断固とした政治的行動を世界規模で起こすことはとても難しいということもわかってきた。しかしながら、ロンドン王立協会の報告書「人類と地球」の科学的信頼性は揺るぎないものである。わたしたちは報告書の最後に掲げられた警告を心に留める必要がある。

> 今後30年から40年にわたり、本報告書で記述された一群の課題が生じることによって、世界は持続可能な経済と人類の大多数にとってのよりよい世界に向けて踏み出していく機会を得るか、もしそうでなければ、想像したこともない規模での社会・経済・環境の失敗と破滅の危険に晒されることになる。
> (Royal Society of London, 2012, p. 105)

読書案内

本章で言及された報告書はどれも真面目に読むことを促すものである。すべてが手遅れになる前に現在の世界情勢に重要な変化をもたらそうとするのであれば、こうした報告書はわたしたち全員にとって不可欠なものとなるだろう。公衆衛生について議論するときには「公衆衛生と社会正義」というウェブサイトを見るとよい(http://phsj.org/)。また、学術雑誌 *Public Health Ethics* も導きになる。医療資源の配分に関する議論については、これまでの章で紹介してきた生命倫理学のさまざまな文献において展開されているが、もし「市場はどのように正義を脅かすのか」という問題についてより深く考えたい場合には、Michael Sandelの最新の本 *What Money Can't Buy: The Moral Limits of Markets* (Allen Lane, 2012)〔マイケル・サンデル『それをお金で買いますか――市場主義の限界』鬼澤忍訳、早川書房、2012年〕をお薦めしたい。ハーバード大学のウェブサイト(http://www.justiceharvard.org/)も参照。健康に関する世界規模の不正義に関しては、シェフィールド大学のウェブサイトに最新の統計が掲載されている(http://sasi.group.shef.ac.uk/)。正義と経済発展がどのように関係しているかをより深く考察したいときには、Amartya Sen の *Development as Freedom* (Oxford University Press, 1999)〔アマルティア・セン『自由と経済開発』石塚雅彦訳、日本経済新聞社、2000年〕が最良である。正義論は論点が非常に複雑なため、生命倫理学の中でも理解が容易でない分野である。わたしたちは不正義をすぐにそれと察知することができるものの、それを明確な仕方で記述することは非常に難しい。本章で参考文献として言及したロールズ、ヌスバウム、センといった論者の著作は生半可な気持ちでは歯が立たないが、部分的にでも理解しようとして努力する価値はあると思う。最後に、わたしたちの暮らす地球の未来について熟慮するとき、この分野の古典であるRachel Carsonの*Silent Spring*（Houghton Mifflin Harcourt, 1963）〔レイチェル・カーソン『沈黙の春』青樹簗一訳、新潮文庫、1974年〕を読むことを薦めたい。この分野で倫理的問題を扱っている学術雑誌には*Environmental Ethics*と*Environmental Values*の二つがある。

付　録

ヒポクラテスの誓い

医神アポロン、アスクレピオス、ヒギエイア、パナケイアおよびすべての男神と女神に誓う。私の能力と判断にしたがってこの誓いと約束を守ることを。

1. この術を私に教えた人をわが親のごとく敬い、わが財を分かって、その必要あるとき助ける。
2. その子孫を私自身の兄弟のごとくみて、彼らが学ぶことを欲すれば報酬なしにこの術を教える。そして書きものや講義その他あらゆる方法で私の持つ医術の知識をわが息子、わが師の息子、また医の規則にもとづき約束と誓いで結ばれている弟子どもに分かち与え、それ以外の誰にも与えない。
3. 私は能力と判断の限り患者に利益すると思う養生法をとり、悪くて有害と知る方法を決してとらない。
4. 頼まれても死に導くような薬を与えない。それを覚らせることもしない。同様に婦人を流産に導く道具を与えない。
5. 純粋と神聖をもってわが生涯を貫き、わが術を行う。
6. 結石を切りだすことは神かけてしない。それを業とするものに委せる。
7. いかなる患家を訪れる時もそれはただ病者を益するためであり、あらゆる勝手な戯れや堕落の行いを避ける。女と男、自由人と奴隷の違いを考慮しない。
8. 医に関すると否とにかかわらず他人の生活について秘密を守る。
9. この誓いを守りつづける限り、私は、いつも医術の実施を楽しみつつ生きてすべての人から尊敬されるであろう。もしこの誓いを破るならばその反対の運命をたまわりたい[1]。

世界医師会ジュネーヴ宣言

1948年9月　スイス、ジュネーヴにおける第2回世界医師会総会で採択

1968年8月　オーストラリア、シドニーにおける第22回世界医師会総会で修正

1）小川鼎三訳「ヒポクラテスの誓い」日本医師会。http://www.med.or.jp/doctor/member/kiso/k3.html（2016年6月2日取得）。

1983年10月　イタリア、ヴェニスにおける第35回世界医師会総会で修正
1994年9月　スウェーデン、ストックホルムにおける第46回世界医師会総会で修正
2005年5月　フランス、ディボンヌ・レ・バンにおける第170回理事会で編集上の改訂
2006年5月　フランス、ディボンヌ・レ・バンにおける第173回理事会で編集上の改訂

医師の一人として参加するに際し、
- 私は、人類への奉仕に自分の人生を捧げることを厳粛に誓う。
- 私は、私の教師に、当然受けるべきである尊敬と感謝の念を捧げる。
- 私は、良心と尊厳をもって私の専門職を実践する。
- 私の患者の健康を私の第一の関心事とする。
- 私は、私への信頼のゆえに知り得た患者の秘密を、たとえその死後においても尊重する。
- 私は、全力を尽くして医師専門職の名誉と高貴なる伝統を保持する。
- 私の同僚は、私の兄弟姉妹である。
- 私は、私の医師としての職責と患者との間に、年齢、疾病もしくは障害、信条、民族的起源、ジェンダー、国籍、所属政治団体、人種、性的志向、社会的地位あるいはその他どのような要因でも、そのようなことに対する配慮が介在することを容認しない。
- 私は、人命を最大限に尊重し続ける。
- 私は、たとえ脅迫の下であっても、人権や国民の自由を犯すために、自分の医学的知識を利用することはしない。
- 私は、自由に名誉にかけてこれらのことを厳粛に誓う[2)]。

チャラカ本集の誓いより

どのような形で従事することになろうとも、昼夜を問わず、汝は患者を救済するために全身全霊をかけて取り組まなければならない。
汝は、自らの人生または生計のために患者を見捨てたり負傷させたりしてはならない。
汝は不義を犯すことを考えてもいけない。
そのうえ、汝は他者の持ち物を所望してはならない。

世界医師会ヘルシンキ宣言――人を対象とする医学研究のための倫理原則

次の日本医師会のウェブサイトを参照のこと。http://www.med.or.jp/wma/helsinki.html
原文は世界医師会のウェブサイトを参照のこと。http://www.wma.net/en/30publications/10policies/b3/

---

2)　日本医師会訳「WMA ジュネーブ宣言」。http://www.med.or.jp/wma/geneva.html（2016年6月2日取得）。

用語集

医療ツーリズム（Medical tourism）「医療トラベル」や「健康ツーリズム」とも呼ばれる。この語はもともと旅行代理店やマスメディアが造ったもので、ヘルスケアを求めて国境を越えて旅行することを表したものである。

インパクトファクターの高い雑誌（High-impact journals） 科学コミュニティにおいて高い発行部数を持ち、他の著者による論文の引用頻度が高い学術誌のこと。

格差原理（Difference Principle） 法哲学者ジョン・ロールズによって練り上げられた正義論における基本原則の一つである。格差原理によると、ある社会での富やその他の社会的優位性についての格差が容認できるのは、そうした格差がある方が他のいかなる社会的取り決めよりも社会の最も恵まれない人々により大きな利益がもたらされることが示された場合に限られる。

仮言命法（Hypothetical imperative） 従うことでわたしたちの望む結果が得られる場合に限り、従う必要のある規則あるいは命令のこと。たとえば「もし健康を維持したければ、定期的に運動しなさい」といった命令のこと。哲学者のイマヌエル・カントは、こうした命法は道徳の基礎たりえないと主張した。というのも、カントによると、道徳的に行為するということは理性をもつ人間全員に課せられた絶対的要請であり、それゆえに個人の選択や欲望と関係することはありえないからである（**定言命法**を参照）。

過食症（Bulimia） 摂食障害の一種であり、この症状をもつ者は大量の食物を摂取せずにはいられず、その後、下剤を用いたり、嘔吐をしたりしてその食物を排出することになってしまう。過食症患者の中には**拒食症**（項目を参照）を罹患している者も多い。

帰結主義（Consequentialism） 道徳的に正しい意思決定や政策は、当該の行為ないし社会政策の帰結の善し悪しについての全体的なバランスを見積もることで確かめることができるとする道徳理論の総称（**功利主義**を参照）。

気分循環性障害（Cyclothymic mood disorder） 重度精神疾患の一形態であり、気分の高揚期あるいは「躁」の期間と、深い「うつ」の期間を交互に繰り返す。以前は「躁うつ病」と言われていた。

義務論（Deontology/Deontological theory） 義務論は、道徳的要請を義務の概念（「要請されていること」を意味するギリシア語の *deon* に由来にする概念）に基づける道徳理論の一形態である。義務論にはさまざまな形態があるが、最もよく知られているのはドイツの哲学者イマヌエル・カントのものである。

強迫性障害（Obsessive compulsive disorder）　ある一定の動作を行うように（たとえば絶えず手を洗うなど）、あるいはいつも決められた手順で動作を行うように（たとえば就寝前の行動の順番など）強要されていると感じる精神疾患である。この疾患をもつ患者に頻繁に見られるのは、動作をするのを忘れたり、正確に行わなかったりすることを恐れるあまり、その動作を何度も繰り返してしまうことである。

恐怖症（Phobias）　理不尽な恐怖心のこと。たとえば、開けた空間への恐れ（広場恐怖症）、また逆に、狭い空間に閉じ込められることへの恐れ（閉所恐怖症）など。

拒食症（Anorexia）　anorexia はそもそも「食欲不振」を意味するが、多くの場合、医学用語の Anorexia Nervosa を縮めた語として使用される。すなわち、「拒食症」である。拒食症とは、自分の身体について歪んだ認識をもったり、体重増加に対して不合理な恐怖心を抱き過度に食事制限したりするといった特徴をもつ摂食障害である。

薬による拘束（Pharmacological constraints）　患者の行動制御のために薬物を用いることであり、身体的な拘束を必要としない。重篤な精神症状をコントロールするために睡眠剤を用いること、また、認知症患者の徘徊を制御するために鎮静剤を使用することなどがこれにあたる。

クローニング（Cloning）　ある個体について、それと完全に同一、あるいはほぼ同一の複製を作成すること。「生殖クローニング」と「治療クローニング」に区別されることがある。生殖クローニングとは、細胞が採取された個体と同一の子孫を作り出すことである。他方、治療クローニングでは、同一の細胞は生成されるが、それは他の個体を作るためには使用されない。羊のドリーの作成は、生殖クローニングの一例である。治療目的でクローニングされた細胞は、同一の個体における損傷した細胞を修復するのに使用されたり、さらには、遺伝的な適合性のある移植用の臓器の生成に使用されたりする。

結合双生児（Conjoined twins）　出生時から互いの身体が結合している、一卵性双生児の非常にまれなタイプである。上半身が結合していたり、腰で結合し二本の脚を共有していたりする場合がある。結合体双生児の中には、心臓、肝臓、脳などの主要な臓器を共有している者も多い。

献体（Cadaver）　解剖実習などの解剖のために使用される保存された死体。

功利主義（Utilitarianism）　哲学者のジェレミー・ベンサムによって提唱され、その後継者のジョン・スチュアート・ミルによって洗練された帰結主義の一形態（**帰結主義**を参照）。功利主義では、善は最大多数の最大幸福量と最小不幸量を見積もることで計算される（最大幸福原理）。

コミュニタリアニズム（Communitarianism, 共同体主義）　コミュニティの利益や社会的価値に主眼を据え、自分の私的な欲求を共通善に従属させるよう社会の構成員に要請する道徳理論の一形態のこと。

根拠に基づく医療（Evidence-based medicine）　医療への理論的アプローチの一つ。治療に関する意思決定は、さまざまな治療の選択肢のうち、うまくデザインされた臨床試験から導出された利用可能な最良の証拠に基づくものを参照して下されるべきであるとする。

再生医療（Regenerative medicine）　幹細胞を用いて身体における損傷部位を修復すること。たとえば、脊椎損傷の回復、パーキンソン病のような神経疾患の治癒などである。

質調整生存年（Quality Adjusted Life Years（QALYs））　治療の効果を測定するための方法であり、介入によって達成される生の質の向上に、その治療によって得られると見込まれる余命の年数を掛け合わせることで見積もられる。

自由原理（Liberty Principle）　ジョン・ロールズの正義論における第一原理であり、最も重要な原理である。この原理が求めるところによれば、すべての人は人間の基本的諸自由への平等な権利をもつべきである。

自律性（Autonomy/Autonomous）　ギリシア語の autos（自己）と nomos（法律）に由来し、文字通り「自律」を意味する。倫理学において、この語は個人の長期的な目標に合致する行動や選択を記述するのに用いられる。したがって、自律的な個人は単に他者の命令に従って意思決定するのではなく、自分自身の価値観に基づいて意思決定を行う。

人工多能性幹細胞（Induced pluripotent stem cells, iPS 細胞）　人工多能性幹細胞（iPS 細胞）とは、ES 細胞を特徴づける性質を維持するうえで重要な遺伝子および因子を強制的に発現させることによって、ES 細胞のような状態へと遺伝学的に再プログラミングされた成体細胞のことである。

生殖細胞系列の変更（Germline modification）　遺伝子を操作された個体だけに影響を与えるのみならず、その個体の子孫すべてに影響を与えるようなヒトや動物の遺伝子操作の一形態を指す。というのも、変更された遺伝子が生殖を通じて次世代に引き継がれるからである。

体細胞核移植（Somatic Cell Nuclear Transfer）　ある身体の一部から採取した細胞核を、他の身体から採取し脱核した細胞に移植する技術。結果として、再プログラミングされた細胞が分裂していき、核が採取された細胞とほぼ同一の形態でその細胞が複製されるようになる。この技術によって**クローニング**（項目を参照）が可能となる。

代理出産（Surrogacy）　第三者が養育することを前提にして、ある女性が子を出産するために妊娠することに同意するその取り決めのこと。（代理母自身の卵子に受精させて妊娠する場合のように）代理母は子と部分的な遺伝的関係をもつこともあるし、第三者の卵子と精子（たいていは依頼夫婦）から得られた受精卵を代理母の子宮に移植する場合のように、遺伝的関係がまったくない場合もある。

治療との誤解（Therapeutic misconception）　自分が治験あるいは他の臨床試験に参加すれば、必ず治療上の利益が得られると誤解すること。ほとんどの臨床試験は患者を対照群と実験群に無作為に振り分ける方法を採用していること、また、それゆえ参加者は誰にも効果のない薬剤や、比較されている二つの治療法のうちより効果の少ない方を受け取る可能性があることを考慮すると、自分の治療上の利益となるという信念は誤ったものとなる。

定言命法（Categorical imperative）　絶対的に、例外なしで従わなければならない道徳的命令。イマヌエル・カントによれば、真の道徳的要請はすべてこの形式をとらなければならず、もしそうでなければ、それは仮定的あるいは条件的なものにすぎなくなる（**仮言命法**を参照）。

統合失調症（Schizophrenia）　現実をかなり歪めて解釈してしまう重篤な脳の疾患の総称。結果として、幻覚、妄想、並びに常軌を逸した思考および行動が組み合わさった状態になることもありうる。

徳倫理学（Virtue ethics）　道徳的行為者の性格特性が行為の道徳性を決定するうえで最も重要であるとする、古代ギリシアの哲学者たちによって最初に提唱された倫理学へのアプローチ。

人間のエンハンスメント（Human enhancement）　治療によって単に現在の身体の欠陥あるいは障害を克服することではなく、何らかの身体的・精神的能力を一時的に、または永続的に改良することを目的とした、個人の身体的・精神的能力へのアプローチのこと。たとえば、教育の文脈における集中力持続時間や記憶力の増進が人間のエンハンスメントにあたる。また、スポーツの文脈において、スピードやスタミナといった身体能力を高めることもそうである。

認知機能障害（Cognitive impairments）　標準的な知能を有する者であれば期待されるような、論理的思考、判断能力、理解力に障害があること。この障害は先天的な知的障害に起因することもあれば、後の人生で脳損傷を負ったり老年性認知症が発症したりすることに起因する場合もある。この用語は論争含みである。なぜなら、何が「標準的」なのかをめぐる定義は社会的に決定され、結果として一定の社会集団に対する偏見を生じさせかねないからである。

脳死（Brain death）　脳死は、脳幹を含む脳機能の完全な喪失を伴う、不可逆的な無意識状態と定義される。脳死状態であっても心拍はありうる。

バイオコモンズ（Bio-commons）　人体組織は、それを収集し管理している人々の単なる私有財産ではなく、むしろ人類全体の利益のためにそうした生体試料を用いる研究を実施したい人ならば誰でも利用できる資源として見なすべきだ、と主張するためにこの言葉は用いられる。この用語は共有放牧地という歴史的概念に由来したものである。共有放牧地は、それを個人の所有物であると主張する人々ではなく、コミュニティの人々全員が利用できるものとされる。

バイオバンク（Biobanks）生体試料の提供者たちの詳細な診療録と関連づけられた（血液試料などの）人体組織を大規模に収集して管理する仕組みを指す。バイオバンクに預けられたこうしたサンプルを活用する（しばしば遺伝子解析も行う）ことで、さまざまな種類の疾病の原因や可能な治療法を探る広範囲な研究が可能となる。

胚性幹細胞（Embryonic stem cells, ES細胞）胚性幹細胞（ES細胞）とは、その名前が示唆するように、胚に由来する。ほとんどのES細胞は試験管内で受精され、その後、研究目的で寄託された卵子から発生する胚から樹立される。胚性幹細胞は、万能性と無限の自己複製能という2つの特性によって識別される。万能性により、ES細胞は成体幹細胞から区別される。ES細胞は体のあらゆるタイプの細胞を作り出すことができるが、成体幹細胞は多能性をもつのみであり、限られたタイプの細胞しか作ることができない。

パンデミック（Pandemics）複数の国にまたがったり、さらには世界全体に及んだりと、広範囲の人々に拡がってしまう感染症の流行のこと（「汎」を意味するギリシア語の *pan* と「人々」を意味する *demos* に由来している）。

ヒトゲノム（Human genome）ヒトゲノムは細胞核内の23対の染色体、さらにはDNAに収められている。ヒトゲノムプロジェクトによって、生物医学で世界的に使用されているヒトゲノムの参照配列が決定された。

偏執性妄想（Paranoid delusions）何者かが自分を害する目的で虐げている、あるいは付きまとっている、と思い込んでしまう精神疾患（精神病）の重篤な症状の一つ。こうした妄想は、ときに暴力行為へと繋がることがあるが、患者自身はそれを自己防衛と信じ込んでいる。

厄介な患者（Heartsink patients）複雑な問題を抱える患者を説明するために使用される軽蔑的な用語。その問題には医学的なものや、どちらかというと社会的要因に由来するものがあるが、患者は、病院に行くことが自分の問題を解決するうえで役立つわけではないにもかかわらず、治療を受けようと病院に頻繁に足を運んでしまう。

予後（Prognosis）医学的状態の起こりそうな経過・結果について予測すること。また、採りうる治療的介入の効果について予測すること。

罹患率（Morbidity）⑴病気ないし異常が発生する割合のこと。集団全員を分母とし、その集団の中で病気に罹った人、異常を生じた人を分子とすることで計算される。またその他に、⑵病気あるいは異常な状態・性質、⑶ある特定の地域や集団において病気が発生する割合、を指す場合がある（⑴と⑶は医療統計の用語）。

リバタリアニズム（Libertarianism）各個人が自分自身で道徳的な選択を行う自由の重要性を強調し、この点で、社会が個人の選択に干渉することに反対したりその程度を最小限に留めたりしようとする倫理へのアプローチである。このアプローチは**コミュニタリアニズム**（項目を参照）と鋭く対立する。

文献一覧

Andrews, L. and Nelkin, D. (2001). *Body Bazaar: The Market for Human Tissue in the Biotechnology Age*, New York: Crown. L・アンドルーズ，D・ネルキン『人体市場――商品化される臓器・細胞・DNA』野田亮・野田洋子訳，岩波書店，2002.

Ashcroft, R. E., Dawson, A., Draper, H. et al. (eds) (2007). *Principles of Health Care Ethics*, London: John Wiley & Sons.

BBC. (2009a). Abortion: The Church of England and Roman Catholic Church views on abortion. *Religions* [Online]. Available at: http://www.bbc.co.uk/religion/religions/christianity/christianethics/abortion_1.shtml [Accessed 17 August 2012].

―― (2009b). Hackers target leading climate research unit. BBC [Online]. Available at: http://news.bbc.co.uk/2/hi/science/nature/8370282.stm [Accessed 12 September 2012].

Beauchamp, T. L. and Childress, J. F. (2012). *Principles of Biomedical Ethics*, 7th edn, New York: Oxford University Press. トム・L・ビーチャム，ジェイムズ・F・チルドレス『生命医学倫理』立木教夫・足立智孝監訳，麗澤大学出版会，2009（原著第5版の翻訳）.

Beecher, H. K. (1970). *Research and the Individual*, Boston: Little, Brown.

Bentham, J. (1879). *Introduction to the Principles of Morals and Legislation*, Oxford: The Clarendon Press. ベンサム『「功利主義の原理について」ほか『立法と道徳の原理序説』より』江藤貴紀訳，AICJ 出版，2012.

Berlin, I. (1958). *Four Essays on Liberty*, Oxford: Clarendon Press. アイザィア・バーリン『自由論』小川晃一他訳，みすず書房，2000.

Biller-Andorno, N. (2002). Gender imbalance in living organ donation. *Medicine, Health Care and Philosophy*, 5, 199-204.

Black, E. (2003). *War against the Weak: Eugenics and America's Campaign to Create a Master Race*, New York: Four Walls Eight Windows.

Bok, S. (1978). *Lying: Moral Choice in Public and Private Life*, New York: Pantheon Books. シセラ・ボク『嘘の人間学』古田暁訳，ティビーエス・ブリタニカ，1982.

British Medical Association. (1974). *Medical Ethics*, London: British Medical Association House.

Brody, J. E. (1974). Charge of false research data stirs cancer scientists at Sloan-Kettering. *New York Times*.

Campbell, A. V. (1995). *Health as Liberation: Medicine, Theology and the Quest for Justice*, Cleveland, OH: The Pilgrim Press.

—— (1998). The 'ethics of care' as virtue ethics. In: Evans, M. (ed.) *Critical Reflection on Medical Ethics*, Stanford, CT: Jai Press.

—— (2009). *The Body in Bioethics*, London: Routledge.

Campbell, A. V., Gillett, G. and Jones, G. (2006). *Medical Ethics*, Oxford: Oxford University Press.

Capps, B. and Campbell, A. V. (eds) (2010). *Contested Cells: Global Perspectives on the Stem Cell Debate*, London: Imperial College Press.

Carson, R. (1963). *Silent Spring*, Louise: Houghton Mifflin Harcourt. レイチェル・カーソン『沈黙の春』青樹簗一訳, 新潮文庫, 2004.

Cathcart, T. and Klein, D. L. (2008). *Plato and a Platypus Walk into a Bar ... Understanding Philosophy through Jokes*, New York: Penguin Books. トーマス・カスカート, ダニエル・クライン『プラトンとかものはし、バーに寄り道——ジョークで理解する哲学』前沢敬訳, ランダムハウス講談社, 2008.

CBS News Staff. (2012). Abortion more common where it's illegal: where are rates highest? *CBS News*, 19 January 2012.

Chong, K.-C. (1999). The practice of Jen. *Philosophy East and West*, 49, 298-316.

Cicirelli, V. (2001). Personal meanings of death in older adults and young adults in relation to their fears of death. *Death Studies*, 25, 663-83.

Consultative Expert Working Group on Research and Development: Financing and Coordination. (2012). Report of the Consultative Expert Working Group on Research and Development: Financing and Coordination. World Health Organization.

Cua, A. S. (2002). The ethical and the religious dimensions of Li (rites). *Review of Metaphysics*, 55, 471-519.

Daniels, N. (2008). *Just Health Care: Meeting Health Needs Fairly*, Cambridge: Cambridge University Press.

Department of Labor, Department of Health and Human Services, Equal Employment Opportunity Commission et al. *Genetic Information and the Workplace* [Online]. Available at: http://www.genome.gov/10001732 [Accessed 29 October 2011].

Dhand, A. (2002). 'The *Dharma* of ethics and ethics of Dharma.' *Journal of Religious Ethics*, 30, 347-72.

Donne, J. (2002). from For whom this bell tolls (Meditation XVII). In: Roberts, T. and Al, E. (eds) *The Broadview Anthology of Expository Prose*, Peterborough, Ont.: Broadview Press.

Elliott, C. and Kramer, P. D. (2004). *Better than Well: American Medicine Meets the American Dream*, New York: W. W. Norton.

Emanuel, E. J., Crouch, R. A., Arras. J. D. et al. (2003). *Ethical and Regulatory Aspects of Clinical Research*, Baltimore, MD: Johns Hopkins University Press.

Estraneo, A., Moretta, P., Loreto, V. et al. (2010). Late recovery after traumatic, anoxic, or hemorrhagic long-lasting vegetative state. *Neurology*, 75, 239-45.

Evans, M. (ed.) (1998). *Critical Reflection on Medical Ethics*, Stanford, CT: Jai Press.

Fan, R. (2012). Confucian reflective equilibrium: why principlism is misleading for Chinese bioethical decision-making. *Asian Bioethics Review*, 4, 4-13.

Focarelli, C. (2009). Euthanasia. *Max Planck Encyclopedia of Public International Law* [Online]. Available at: http://www.mpepil.com/sample_article?id=/epil/entries/law-9780199231690-e793&recno=10& [Accessed 29 October 2011].

Freidson, E. (1988). *Profession of Medicine: A Study of the Sociology of Applied Knowledge*, London: University of Chicago Press.

Fromm, E. (1950). *Psychoanalysis and Religion*, New Haven, CT: Yale University Press. エーリッヒ・フロム『精神分析と宗教』谷口隆之助・早坂泰次郎訳，東京創元社，1996.

Gawande, A. (2011). *The Checklist Manifesto: How to Get Things Right*, London: Profile Books. アトゥール・ガワンデ『アナタはなぜチェックリストを使わないのか？——重大な局面で"正しい決断"をする方法』吉田竜訳，晋遊舎，2011.

Gibran, K. (1980). On children. *The Prophet*, London: Heinemann. カリール・ジブラーン『ザ・プロフェット』池央耿訳，ポプラ社，2009.

Gill, R. (2006). *Health Care and Christian Ethics*, Cambridge: Cambridge University Press.

Gilligan, C. (1982). *In a Different Voice: Psychological Theory and Women's Development*, Cambridge, MA: Harvard University Press. キャロル・ギリガン『もうひとつの声——男女の道徳観のちがいと女性のアイデンティティ』生田久美子・並木美智子訳，川島書店，1986.

Gomes, B. and Higginson, I. J. (2008). Where people die (1974-2030): past trends, future projections and implications for care. *Palliative Medicine*, 22, 33-41.

Griffin, J. (1997). *Value Judgement: Improving Our Ethical Beliefs*, Oxford: Clarendon Press.

Hallberg, I. (2004). Death and dying from old people's point of view. A literature review. *Aging Clinical and Experimental Research*, 16, 87-103.

Harris, J. (ed.) (2001). *Bioethics*, Oxford: Oxford University Press.

Harris, S. H. (1994). *Factories of Death: Japanese Biological Warfare, 1932-45, and the American Cover-up*, London; New York: Routledge. シェルダン・H・ハリス『死の工場——隠蔽された 731 部隊』近藤昭二訳，柏書房，1999.

Hart, J. T. (1971). The inverse care law. *The Lancet*, 297(7696), 405-12.

Have, H. t. and Gordijn, B. (2001). *Bioethics in a European Perspective*, Dordrecht: Kluwer Academic Publishers.

Hope, T., Savulescu, J. and Hendrick, J. (2008). *Medical Ethics and Law: The Core Curriculum*, Edinburgh, London: Churchill Livingstone Elsevier.

Illich, I. (1974). *Medical Nemesis*, London: Calder & Boyars. イヴァン・イリッチ『脱病院化社会——医療の限界』金子嗣郎訳，晶文社，1998.

Jones, J. H. (1993). *Bad Blood: The Tuskegee Syphilis Experiment*, New York: Maxwell Macmillan International.

Jonsen, A. R. (2003). *The Birth of Bioethics*, New York; Oxford: Oxford University Press. アルバート・R・ジョンセン『生命倫理学の誕生』細見博志訳，勁草書房，2009.

Lotze, M., Schertel, K., Birbaumer, N. et al. (2011). A long-term intensive behavioral treatment study in patients with persistent vegetative state or minimally conscious state. *Journal of Rehabilitation Medicine*, 43, 230-36.

Macklin, R. (2012). *Ethics in Global Health: Research, Policy and Practice*, Oxford: Oxford University Press.

Maslow, A. H. (1966). *The Psychology of Science: A Reconnaissance*, New York: Harper & Row.

May, W. F. (1975). Code, covenant, contract, or philanthropy. *The Hastings Center Report*, 5, 29-38.

Mellon, S., Northouse, L. L. and Weiss, L. K. (2006). A population-based study of the quality of life of cancer survivors and their family caregivers. *Cancer Nursing*, 29, 120-23.

Mepham, B. T. (2008). *Bioethics: An Introduction for the Biosciences*, Oxford: Oxford University Press.

Mill, J. S. (2004). *On Liberty*, Lanham, MD: Rowman & Littlefield Publishers. ミル『自由論』斉藤悦則訳，光文社古典新訳文庫，2012.

Missler, M., Stroebe, M., Geurtsen, L. et al. (2011). Exploring death anxiety among elderly people: a literature review and empirical investigation. *Journal of Death and Dying*, 64, 357-79.

Mittleman, A. (2012). *A Short History of Jewish Ethics*, Chichester, UK; Malden, MA: Wiley-Blackwell.

Murray, T. H. (1996). *The Worth of a Child*, Berkeley: University of California Press.

Myser, C. (ed.) (2011). *Bioethics around the Globe*, New York: Oxford University Press.

Nagel, T. (1979). *Mortal Questions*, New York: Cambridge University Press. トマス・ネーゲル『コウモリであるとはどのようなことか』永井均訳，勁草書房，1989.

Nie, J.-B., Tsuchiya, T. and Li, L. (2008). Japanese doctors' human experimentation in wartime China and its challenges for contemporary medical ethics. In: Baker, R. and McCullough, L. (eds) *The Cambridge World History of Medical Ethics*, New York: Cambridge University Press.

Noddings, N. (1984). *Caring: A Feminine Approach to Ethics and Moral Education*, Berkeley: University of California Press. ネル・ノディングズ『ケアリング――倫理と道徳の教育　女性の観点から』立山善康他訳，晃洋書房，1997.

Nordenfelt, L. (1987). *On the Nature of Health*, Dordrecht: Kluwer Academic Publishers. レナート・ノルデンフェルト『健康の本質』石渡隆司・森下直貴監訳，時空出版，2003.

Nussbaum, M. (2006). *Frontiers of Justice: Disability, Nationality, Species Membership*, London: The Belknap Press of Harvard University Press. M・C・ヌスバウム『正義のフロンティア――障碍者・外国人・動物という境界を越えて』神島裕子訳，法政大学出版局，2012.

OECD. (2011). *Health at a Glance 2011: OECD Indicators*. OECD. OECD 編著『図表でみる世界の保健医療――OECD インディケータ（2011 年版）』鐘ケ江葉子訳，明石書店，2012.

Office of History, NIoH. (1947). Nuremberg Code.〔翻訳は次のウェブサイトで確認できる。http://cellbank.nibiohn.go.jp//legacy/information/ethics/documents/nuernberg.htm〕

O'Neill, O. (2002). *Autonomy and Trust in Bioethics*, Cambridge: Cambridge University Press.

Papadopoulos, A., Vrettos, I., Kamposioras, K. et al. (2011). Impact of cancer patients' disease awareness on their family members' health-related quality of life: a cross-sectional survey. *Psycho-Oncology*, 20, 294-301.

Pappworth, M. H. (1967). *Human Guinea Pigs: Experimentation on Man*, London: Routledge and Kegan Paul.

Participants in the International Summit on Transplant Tourism and Organ Trafficking convened by The Transplantation Society and International Society of Nephrology in Istanbul, A. t. M. (2008). The Declaration of Istanbul on Organ

Trafficking and Transplant Toursim. [Online]. Available at: http://www.declarationofistanbul.org/index.php?option=com_content&view=article&id=82&Itemid=86 [Accessed 10 September 2012].〔翻訳は次のウェブサイトで確認できる。http://www.declarationofistanbul.org/images/stories/translations/doi_japanese.pdf〕

Popper, K. R. (1974). *The Open Society and Its Enemies*, London: Routledge & Kegan Paul. カール・R・ポパー『開かれた社会とその敵』内田詔夫・小河原誠訳，未來社，1980.

Rawls, J. (1973). *A Theory of Justice*, London: Oxford University Press. ジョン・ロールズ『正義論』川本隆史・福間聡・神島裕子訳，紀伊國屋書店，2010.

Roebuck, V. J. (2010). *The Dhammapada*, London: Penguin Books.『法句経』友松圓諦訳，講談社学術文庫，1985.

Royal Society of London (2012). *People and the Planet*, London: Royal Society.〔原文は次のウェブサイトで取得できる。https://royalsociety.org/~/media/Royal_Society_Content/policy/projects/people-planet/2012-04-25-PeoplePlanet.pdf〕

Ryle, G. (1949). *The Concept of Mind*, London: Hutchinson. ギルバート・ライル『心の概念』坂本百大・宮下治子・服部裕幸訳，みすず書房，1987.

Sandel, M. (2012). *What Money Can't Buy: The Moral Limits of Markets*, London: Allen Lane. マイケル・サンデル『それをお金で買いますか――市場主義の限界』鬼沢忍訳，ハヤカワ文庫，2014.

Savulescu, J., ter Meulen, R. and Kahane, G. (eds) (2011). *Enhancing Human Capacities*, London: Wiley-Blackwell.

Scully, J. L., Baldwin-Ragavan, L. E. and Fitzpatrick, P. (2010). *Feminist Bioethics: At the Center, on the Margins*, Baltimore, MD: Johns Hopkins University Press.

Sen, A. (1999). *Development as Freedom*, Oxford: Oxford University Press. アマルティア・セン『自由と経済開発』石塚雅彦訳，日本経済新聞社，2002.

―― (2009). *The Idea of Justice*, London: Penguin Books. アマルティア・セン『正義のアイデア』池本幸生訳，明石書店，2011.

Singer, P. A. and Viens, A. M. (eds) (2008). *The Cambridge Textbook of Bioethics*, Cambridge: Cambridge University Press.

Snow, C. (2000). *The Search*, Cornwall: House of Stratus.

The Economist. (2007). A painful choice. The Economist [Online]. Available at: http://www.economist.com/node/8686503 [Accessed 17 August 2012].

Thomson, J. J. (1971). A defense of abortion. *Philosophy & Public Affairs*, 1, 47-66. ジュディス・ジャーヴィス・トムソン「妊娠中絶の擁護」塚原久美訳，『妊娠中絶の生命倫理』江口聡編・監訳，勁草書房，2011 所収．

UC Atlas of Global Inequality. Health - global inequalities of health. Health - Global Inequalities of Health [Online]. Available at: http://ucatlas.ucsc.edu/health.php [Accessed 10 September 2012].

United Kingdom. (2008). Human Fertilization and Embryology Act 2008. United Kingdom: Parliament. Available at: http://www.legislation.gov.uk/ukpga/2008/22/contents.

United Nations. (1948). The Universal Declaration of Human Rights. *Article 25.* [Online] Available at: http://www.un.org/en/documents/udhr/index.shtml [Accessed 12 September 2012].〔翻訳は次のウェブサイトで確認できる。http://www.ohchr.org/EN/UDHR/Documents/UDHR_Translations/jpn.pdf〕

United Nations Educational Scientific and Cultural Organization. (2005). Universal Declaration on Bioethics and Human Rights. [Online] Available at: http://portal.unesco.org/en/ev.php-URL_ID=31058&URL_DO=DO_TOPIC&URL_SECTION=201.html [Accessed 12 September 2012].〔翻訳は次のウェブサイトで確認できる。http://www.mext.go.jp/unesco/009/005/005.pdf〕

United Nations Population Division. (2009). *World Population Prospects, the 2008 Revision*, New York: United Nations Population Division. 国際連合経済社会情報・政策分析局人口部編『世界人口予測 1950→2050』原書房編集部訳，原書房，2013.

Venkatapuram, S. (2011). *Health Justice*, Cambridge, UK: Polity Press.

Waldby, C. and Mitchell, R. (2006). *Tissue Economies: Blood, Organs, and Cell Lines in Late Capitalism*, Durham, NC: Duke University Press.

Warburton, N. (2012). *Philosophy: The Basics*, London: Routledge. ナイジェル・ウォーバートン『哲学の基礎』栗原泉訳，講談社，2010.

WHO Department of Mental Health and Substance Abuse. (2011). *Mental Health Atlas 2011*, Geneva: World Health Organization.

World Health Organization. (1948). *Constitution of the World Health Organization*, Geneva: World Health Organization.〔翻訳は次のウェブサイトで確認できる。www.mofa.go.jp/mofaj/files/000026609.pdf〕

—— (2008). *Closing the Gap in a Generation: Health Equity through Action on the Social Determinants of Health: Commission on Social Determinants of Health Final Report*, Geneva: World Health Organization.

—— (2009). *Women and Health: Today's Evidence Tomorrow's Agenda*, Geneva: World Health Organization.

World Medical Association. (2008). World Medical Association Declaration of Helsinki - Ethical principles for medical research involving human subjects. *WMA General Assembly, 2008*. Seoul, Korea.〔本書で参照されている 2008 年版の邦訳は、http://

jshg.jp/news/data/helsinki.pdf で確認できる。なお、2013 年版の翻訳は次のウェブサイトで確認できる。http://dl.med.or.jp/dl-med/wma/helsinki2013j.pdf〕

Yong, E. (2010). Dangerous DNA: the truth about the 'warrior gene'. *New Scientist*, 205(2755), 34.

訳者解説

山本圭一郎・中澤栄輔・瀧本禎之・赤林朗

本書は、Alastair V. Campbell, *Bioethics: The Basics*, Oxford: Routledge, 2013の全訳である。著者本人による本書の簡単な紹介は「日本語版への序文」を参照してほしい。以下では、まず著者の略歴を述べ、次に本書全体の特徴を述べた後、各章の内容に沿った簡単な解説と補足説明を行うことにしたい。

著者の略歴

著者は生命倫理学の世界的権威の1人であると言っても過言ではない。これは著者の経歴や業績を見ればわかる。著者は1938年にスコットランドで生まれ、エディンバラ大学で哲学と神学を学び、神学博士を取得した。1978年から同大学講師、後に同大学の神学部の副学部長を務め、1990年からニュージーランドのオダゴ大学医学部教授、後に同大学生命倫理研究センター長になった。1996年からイングランドのブリストル大学医学部教授および同大学医学部医療倫理センター長を経て、2006年から現職であるシンガポール国立大学医療倫理学教授および同大学生命医学倫理センター長を務めている。

著者はまた、生命倫理学の世界的な学術誌である *Journal of Medical Ethics* 初代編集長（1975年から1980年まで）、国際生命倫理学会会長（1997年から1999年まで）、英国医療倫理研究所（Institute of Medical Ethics）名誉副所長（2008年）、エディンバラ王立学院客員会員（2011年）など数々の要職を歴任している（なお *Journal of Medical Ethics* 創刊の歴史的背景については本書第1章第2節の「新たなコラボレーション」の項で触れられている）。生命倫理学が1つの学問領域として認識されるようになった主な契機が米国ジョージタウン大学ケネディ倫理研究所編纂の『生命倫理百科事典』（1978年）の出版だったことも考えると、著者は生命倫理学の黎明期からの研究者であり、この学問のいわば生き字引であると言えるだろう。

本書全体の特徴

さて、本書は生命倫理学の世界的権威の手による入門書であるが、書店で探しものをしている時に本書を手に取ったり、インターネットの書店で目次を眺めたりして買うべきかどうか悩んでいる人の中には、数ある類書の１つでしかないのではと訝る人もいるだろう。たしかに、翻訳されたものも含め、生命倫理学を扱った日本語の入門書はかなりの数に上る。しかもその多くは良書である。このため、その中からどれを選べばよいのか途方に暮れる人もいるかもしれない（少なくともわたしたち訳者は本書の邦訳タイトルが類書と被らないようにするために腐心した）。しかし、わたしたち訳者は、わが国の生命・医療倫理学に関心をもつ人、とりわけ若い読者の方にぜひ本書を読んでもらいたいと願っている。なぜなら、幅広く複雑な学問である生命倫理学の主要な部分をほぼ余すところなく、しかもバランスよく簡潔にまとめ、さらにはその最先端までカバーしている入門書は、本書以外に類を見ないからである。すなわち本書は、生命倫理学という学問領域全体を俯瞰して眺めるのに絶好の入門書なのである。

第１章

第１章では、前半部で生命倫理学の歴史が、後半部で生命倫理学の方法が扱われている。前半の歴史においては、生命倫理学が主に第二次世界大戦後の医学研究の倫理から出発していること、医療の急速な発展とともに出てきた脳死のような新しい問題に対処するために、医療の専門家だけでなく、哲学者、神学者、法律家、社会科学者たちも集う生命倫理の研究所やセンターができたこと、健康と社会的正義・ゲノム革命・グローバル化などの問題を通じて生命倫理学が扱うトピックが多様化・複雑化していったことについて触れられている。

後半の生命倫理学の方法では、生命倫理に関する問題が法律だけで解決するわけではないこと、そうした問題に取り組むには医学的事実を含む事実認識がまずもって肝要であること、この認識のためには臨床医の視点や社会科学の視点が必要であること、正しい事実認識を前提にして当該の問題について道徳的主張を行うときにはその妥当性を吟味するうえで哲学ないし道徳哲学が役に立つこと、そして最後に、生命倫理学の応用範囲は広く社会的意義が大きいことについて論じられている。

「道徳哲学」という語について補足しておくと、著者は哲学の伝統に倣い、事実（記述）と価値（規範）とを区別し、道徳に関わる問題について「～すべきである」という規範性を表す言明――価値判断の一種である道徳判断や道徳的意思決定に関わる言明――を道徳的主張と呼び、こうした主張を吟味・正当化するのが道徳哲学であると説明している。この学問領域は「ethics（倫理学）」と呼ばれることが多いが、本書の著者は「moral philosophy（道徳哲学）」と表記すると述べている。その理由は、英語の「moral philosophy」は字義通り哲学という学問の一種であることがわかる一方で、英語の「ethics」は日本語で言う「倫理」と「倫理学」どちらの意味にでも用いられる――換言すれば「倫理学」が「倫理（道徳）」を研究対象とする哲学ないし学問であるという点が曖昧になる恐れがある――からである。

なお、第１章の章末に「本書の使い方」の節があるので、読者はまずここから目を通すとよいだろう。その中でも述べられているように、本書全体の区分けとして、第２章と第３章では道徳的主張を吟味したり道徳的意思決定を導いたりする道徳理論（帰結主義・義務論・徳倫理学とコミュニタリアニズム・リバタリアニズム）とそうした意思決定に影響を及ぼしうる視点（フェミニズム・ケアの倫理・宗教）が紹介され、第４章から第６章では医療の実践により踏み込んで、臨床倫理・研究倫理・公衆衛生倫理と社会的正義が扱われる。

第２章

第２章では、敵国に占領され村民を人質に取られた村長が道徳的ジレンマに頭を悩ますという架空のシナリオを軸にして、主要な三つの道徳理論（帰結主義・義務論・徳倫理学）とその他の理論（コミュニタリアニズム・リバタリアニズム）が概説され、最後に医療倫理の四原則が取り上げられる。各理論の内容およびそれぞれの長所短所に関する著者の説明に補足を加えることは角を矯めて牛を殺すことになりかねないので、ここでは道徳哲学（倫理学）における各研究領域の一般的な分類を踏まえて、本書で扱われる理論の位置づけを図式化して解説することにしよう（参考：赤林朗編『入門・医療倫理Ｉ』勁草書房、

2005年、p. 32、トム・L・ビーチャム、ジェイムズ・F・チルドレス著『生命医学倫理（第五版）』立木教夫・足立智孝監訳、麗澤大学出版会、2009年)。

道徳哲学（倫理学）は非規範倫理学と規範倫理学に大別できる。ごく簡単にまとめると、非規範倫理学は道徳（倫理）に関する人々の意識や現象を実証的に研究する記述倫理学と、「道徳（倫理）とは何か」「それはどうやって認識できるのか」「わたしたちはその言葉で何を意味しているのか」といった哲学的な問いを扱うメタ倫理学に区別される。本書では非規範倫理学については明示的には触れられていないものの、何らかの道徳（倫理）的問題について社会の人々や専門家たちがどう捉えているのかを質問票調査や聞き取り調査などを通じて記述する社会科学の分野については扱われている（第1章第4節の「社会科学の視点」の項を参照)。図1で言えば、社会科学は非規範倫理学における記

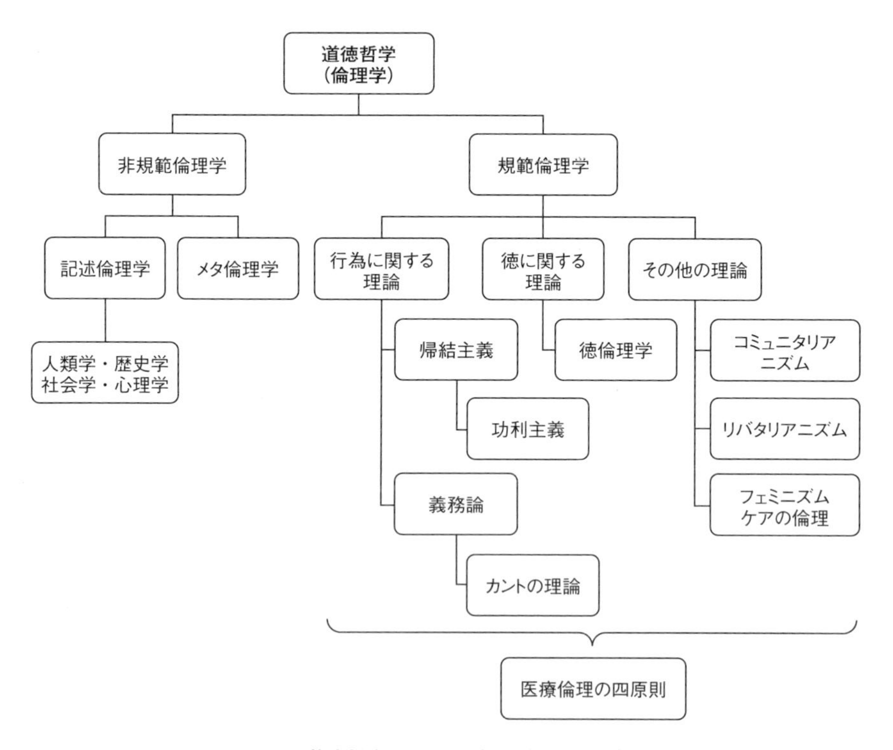

図1　道徳哲学における各理論の位置づけ

述倫理学（人類学・歴史学・社会学・心理学等）として位置づけることが可能である。なお、記述倫理学とメタ倫理学がなぜ「非」規範倫理学に分類されるのかと言うと、それらは道徳的主張に関わる道徳（倫理）的規範について人々の考えを実証的に調査したり関係する用語を概念分析したりするだけであり、その規範の吟味・正当化を行うわけではないからである。こうした正当化に関わる分野は規範倫理学と呼ばれる。

規範倫理学は、著者が比喩的に言う「生命倫理学の心臓部」となる道徳理論（規範倫理学の理論）から成る。本書の分類法も考慮に入れると、道徳理論は行為に関する理論、徳に関する理論、その他の理論のいずれかに分類できるだろう。行為に関する理論として帰結主義（その一種である功利主義）と義務論（その一種であるカントの理論）が、徳に関する理論として徳倫理学（中でもアリストテレスの徳倫理学）が取り上げられている。また、これらに加えて、コミュニタリアニズムとリバタリアニズムが「最も優れた規範理論の座をうかがう理論」として紹介されている。少々乱暴ではあるが、ここではコミュニタリアニズムとリバタリアニズムを「その他の理論」として分類することにしよう。なお、よくある分類法では「その他の理論」にフェミニズムやケアの倫理が含まれたり、道徳理論に功利主義・義務論・徳倫理学・コミュニタリアニズム・リバタリアニズム・ケアの倫理が含まれたりする場合もある。たとえば、医療倫理の四原則を唱えたビーチャムとチルドレスは、主著『生命医学倫理』（第五版）の中でケアの倫理を道徳理論の１つとして説明している（邦訳 p. 499）。しかし、本書の著者の見解によると、フェミニズムやケアの倫理は、道徳的主張を体系的に正当化したり道徳的意思決定を導いたりするという意味での道徳理論とは微妙に異なる（第３章第２節および第３節を参照のこと）。それゆえ、著者はフェミニズムやケアの倫理を本章ではなく続く第３章において「重要な視点」として紹介している。この著者自身の分類法とは異なるが、図１ではよくある分類法を踏まえて、フェミニズムとケアの倫理を「その他の理論」に入れておくことにしよう。

本章の末尾で紹介されるのは、生命・医療倫理学の教科書で必ずと言っていいほど登場する医療倫理の四原則である。これは、人を対象とする生物医学・行動研究を法律レベルで規制する米国の国家研究法（1974 年）のもとで設置さ

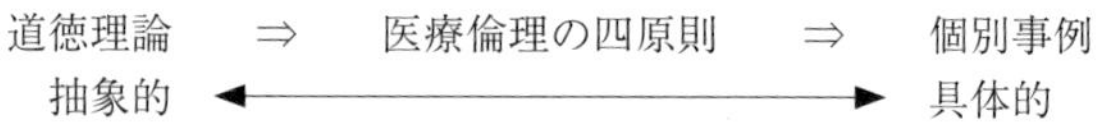

道徳理論	⇒	医療倫理の四原則	⇒	個別事例
抽象的	◀	――――――――	▶	具体的

図２　医療倫理の四原則の位置づけ

れた委員会による報告書（通称「ベルモント・レポート」）において提示された研究倫理の三原則――「人格の尊重（自律尊重）」「善行」「正義」――に由来する。その委員会のメンバーであったビーチャムとチルドレスは、後に「無危害原則」を加えて四原則とし、臨床の場面でも活用しやすいように展開させた。このように、医療倫理の四原則は、医療従事者が日常の診療において直面する生命倫理の問題に取り組むうえで役立つよう意図されており、抽象的な道徳理論と比べて具体的な臨床の場面により適用しやすくなっていると言える。かなり単純化すれば、医療倫理の四原則は、状況に左右されない道徳理論と個別事例（臨床の状況）に即した道徳的意思決定との中間に位置づけることができるだろう（図２）。

第３章

第３章では、生命倫理の問題に関する道徳的主張ないし道徳的意思決定に影響を及ぼしうるいくつかの重要な視点が紹介されている。前半ではフェミニズムとケアの倫理が、後半では文化と宗教の影響が説明される（著者がフェミニズムとケアの倫理を第２章ではなく本章で取り上げている理由については本解説の第２章の項を参照）。著者によれば、フェミニズムは生命倫理学における問題設定のあり方に着目し、それがジェンダーバイアスをはじめとした社会的な力によって左右されているのではないかと指摘する。つまり、このアプローチは道徳理論のように問題を解決するのに役立つわけでも、医療倫理の四原則のように問題を分析し整理するのに役立つわけでもないが、むしろ問題の立て方それ自体を問う視点を提供してくれるというわけである。同じように著者の説明では、ともすれば「キュア（治療）」ばかりに注視しがちな医療のあり方に対し、ケアの倫理は「ケア」という視点を提供するとともに医療におけるその重要性を指摘するものである。

本章の残りの部分では、まず、文化の多様性という観点から倫理的相対主義

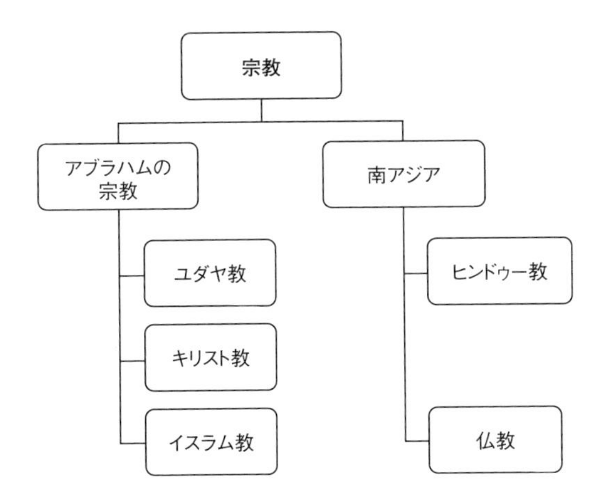

図３　世界的な宗教の分類

が取り上げられ、その問題点が指摘される。次に、著者は欧米のものとは違うアジア独自の生命倫理学はあるのかという問いを立て、個人の権利を強調しがちな西洋と家族や社会的秩序により重きを置く東洋という対比は可能である一方で、両者の価値観はむしろ相互補完的なものと捉えることもできるとし、その問いに否定的に答えている。最後に、宗教と生命倫理学の関係が説明される。著者は南アジアに由来する二つの宗教的伝統であるヒンドゥー教と仏教を概説した後、アブラハムの宗教に分類されるユダヤ教・キリスト教・イスラム教を取り上げている（図３を参照のこと）。著者によれば、これらの世界的な宗教は人々の道徳的主張や道徳的意思決定に実際に影響を及ぼしているのであるから、生命倫理に関する問題について議論する際には文化的視点に加えて宗教的視点も理解することが肝要である。

第４章

第４章のテーマは臨床倫理である。章の前半部では、「最善の利益」「インフォームド・コンセント」「同意能力」「自発的な同意」「守秘義務」といった、医療者 - 患者関係に関する基礎的事項が簡潔に説明されている。章の後半部は各論である。臨床倫理のトピックスは多岐にわたるが、本書ではそれを、わたしたちの人生の時系列に沿って展開している。はじまりはわたしたちがまだ生まれる前の段階のことである。この段階においては、妊娠中絶や生殖補助医療が取り上げられている。次に紹介されるのは、わたしたちが成長し大人になった段階で遭遇するような倫理的問題である。もちろん、妊娠中絶や生殖補助医療はわたしたちが親になった段階でも問題となりうるが、その場合、わたしたちはまったく別の立場からそれらに関わることになる。本章では、成人期に遭遇しうる倫理的問題として、臓器移植、再生医療、メンタルヘルスが挙げられている。臨床倫理の問題として再生医療という比較的新しく脚光を浴びている分野を含めて論じていることは、本書の特徴の1つと言えるだろう。続いて、わたしたちが年老い、死に至る段階で直面するような倫理的問題が論じられる。たとえば、余命の告知、緩和治療、尊厳死や安楽死といった終末期医療に関する問題である。わが国ではこうした問題、すなわち死や死にゆく過程について家族の会話の中で触れることはいわばタブーとして忌避されてきたのではないだろうか。しかし2010年以降、「終活」が盛んに語られるようになり、この流行語とともにそういった雰囲気も変わりつつあると言えるのかもしれない。最後に、著者は終末期医療からもう一歩踏み込んで、わたしたちの死後に出てくる倫理的問題についても触れている。すなわち、解剖のための献体と人体市場の問題である。

この章だけには限らないが、著者は本書において具体的な事例をたくさん挙げている。たとえば、認知症が進行した大学教授が肺炎を起こしたケースでは、教授は病気にかかる前、精神的能力を欠いてまで生き続けるのならばむしろ死んだほうがましだと表明していた。けれども、現在の教授は、認知症の進行により自分の状態に気づくことはなく、本当に幸せそうに見える。そうしたとき、教授が肺炎を発症した。抗生物質の投与で治療可能だが、教授の以前からの思いを知っている担当医は、教授を治療すべきだろうか？　果たして、わたしたちは老教授の最善の利益をどのように評価することができるだろうか。老教授の「本当の」意思とは何なのか。こうした例のどれもが考えさせられるものであり、読者にはぜひ周囲の人と一緒に考えていただければと思う。

第5章

第5章のテーマは医学研究である。医学研究の倫理的課題については、たとえば田代志門『研究倫理とは何か』(勁草書房、2011年) など、近年、日本でも多くの研究が為されており、生命倫理学の中でも注目を集めている領域であると言える。

本章ではまず、医学研究の倫理が問題となってきた歴史的背景と、そこから出てきた医学研究に関する基本的な倫理原則が概説される。これに続いて、最優先事項としての研究参加者保護、倫理審査の独立性、倫理審査委員会で評価される研究の科学的価値と科学的妥当性、リスク・ベネフィット、研究参加者からのインフォームド・コンセントの取得についての説明が展開されている。

著者はさらに研究のタイプ (臨床試験ないし治験、動物実験、遺伝子研究、疫学研究) に応じた倫理的課題の違いを説明した後、リサーチ・インテグリティ (研究公正) の問題も扱っている。これらのトピックに加えて、最後に、医学研究が未来に及ぼす影響という観点からエンハンスメントについても論じられる。実に、これだけの内容がここまでコンパクトにまとまっている入門書は他に類を見ないであろう。

もし、あなたが理系の研究 (特にライフサイエンス分野) を志しているならば、自身の研究活動を取り巻く歴史的・社会的背景について十分に理解していることは研究活動にとって必須である。本章を読めば、あなたは自分の研究の倫理的な導き手を得ることができるだろう。また、もしあなたが研究者としてライフサイエンス分野に携わるわけではないとしても、臨床研究に被験者として参加したりすることがあるかもしれない。言うまでもなく、研究倫理では研究行為の正不正、ならびに研究者としての徳や善悪が語られる。しかし、それ以外の読者にも、自分が研究者だったならば医学研究にどう携わるべきか、被験者だったならば臨床研究に参加する場合にどのような注意を払うべきか、といった観点から、研究倫理の問題を自分の問題として考えてみてほしい。

第6章

最終章である第6章の主題は「正義」である。言い換えれば、医療における公平性ないし公正性がテーマとなっており、それは「公衆衛生倫理」にも深く関わる。この「公衆衛生倫理」は、赤林朗編『入門・医療倫理Ⅲ　公衆衛生倫理』(勁草書房) が2015年に公刊されていることを除くと、わが国では生命倫理学の１つの分野としてまだまだ発展途上にあると言える。

本章では、まず公衆衛生倫理の問題として、スクリーニング検査、予防接種、感染症の拡大防止といった予防医学の倫理が論じられた後、健康増進と倫理の関係が考察される。次に、著者が取り上げるトピックは医療資源の分配である。著者の提示する２つの例（ケーキの分配の例と救命ボートの例）は誰もが頭を抱えるのではないだろうか。この問題についても、周囲の方々と話題を共有して議論してみてほしい。

医療資源の公正な分配という問題は、実にさまざまな拡がりをもつ。ミクロレベルで言えば、典型は病院におけるベッドの分配であるし、先の救命ボートの例もそうである。メゾレベルに移行すると集落や共同体における医療資源の分配が問題となり、マクロレベルに移行すると国家レベルでの医療資源の分配が語られる。しかし拡がりはそれにとどまらない。現代のグローバル化社会においては、医療資源の分配についてもグローバルな視点が必要となる場合がある。ところが、このレベルでの医療資源の分配こそ、わたしたちが最も無関心であったり目を背けていたりすることかもしれない。さらに言えば、医療資源の分配は環境問題へと発展し、グローバルな観点に加えて世代間の倫理までもが問われることになる。

病院の経営者や行政の保健担当部署の職員でもないかぎり、わたしたちが日常生活において、医療資源の分配について直接的な意思決定を行う機会はほとんどないかもしれない。しかし、わたしたちは医療の恩恵を受けている一市民として、この医療資源の公正な分配を自らの問題として捉えなければならないと思われる。著者はさらにこの問題意識が一国を超え、やがてはグローバルなレベルでの医療資源の分配や環境問題にまで広がっていくことを期待している。実際、本章を通じて読者はミクロレベルからメゾレベルへ、メゾレベルからマクロレベル、あるいはグローバルなレベルへと視野を広げていくことになる。このようにして著者は、正義や公衆衛生倫理がさまざまなレベルで問題になることを示しているのである。

訳者あとがき

訳者の1人である赤林朗は著者であるキャンベル先生と旧知の仲である。最後にあとがきとして、キャンベル先生との思い出を語ることにしたい。

キャンベル先生は、ご高名なので、以前よりお名前は存じ上げていたし、学会等でもお会いする機会があった。親密な公私のお付き合いが始まったのは、この10年のことだと思う。わたしたちのお付き合いのそもそもの発端は、たしか2005年頃のある日、シンガポール大学医学部のジョーン・ウォング（John Wong）医学部長が、東京大学のわたしの部屋をわざわざ訪れてくださったことだ。ウォング医学部長はこうお話しされた。「我々シンガポール大学医学部では、幸いにして寄付が得られたので、生命・医療倫理学の講座を作ろうと思い人を探している。ついては、赤林先生は応募を考えてみてくれないか」。これからバイオで産業を発展させていこうとしているシンガポールにおいて、生命・医療倫理学は必須のものとなるという、先見の明がある企画だった。医学部長がそこまでおっしゃるなら、せめて一度はこの目で見てみたいと思い、どんな大学か見学がてらシンガポール大学を訪ねたことがある。シンガポール大学には、こと生命・医療倫理学に関しては、人もものもまだ何もない状態だった。確かに当時は、東京大学医学部のほうがはるかに先に進んでいた。しかし、ウォング医学部長がこう話されていたことを思い出した。「今はまったく何もない。ゼロだ」。しかしそれに続けて、「人も、設備も、一から作る必要がある。我々はそれに対する支援を惜しまない」と、生命・医療倫理学の拠点の創設に意欲を示されていたのである。

応募の打診を受けて、わたしは相当悩んだ。シンガポール大学で生命・医療倫理学の拠点を一から立ち上げるという仕事はとても魅力的だ。実は医学部長は「給料ものすごくはずむ」とこそっと言っていた（ように思う）。でも、わたしはちょうどその頃、東京大学医学部にCBEL（Center for Biomedical Ethics and Law）を立ち上げて教育研究活動を軌道に乗せつつあったところだった。今、わたしがいなくなったらせっかくこれまで振興に腐心してきた日本の生命・医療倫理学はどうなるかな、と思い悩んだ。科学技術振興調整費で支援を受けている「生命医療倫理人材養成ユニット」も順調であった。さんざん悩んだあげくに、ウォング医学部長には、日本でやらなければならないことがあるので今回は辞退するとお返事した（してしまった）。シンガポールで新規に一から立ち上げる楽しみはあったが、日本での仕事を優先したのである。

その後、しばらくして、ウォング医学部長から有力な候補が見つかったが、応募する意思はもうないですか、との連絡が入ったが、丁寧にお断りした。ふたを開けてみると、それがキャンベル先生であった。

それからのシンガポール大学の躍進は目覚ましいものがあった。生命・医療倫理学は何もなかったシンガポール大学に、キャンベル先生のリーダーシップで、英国仕込みの生命・医療倫理学が急速にシンガポールに輸入され、スタッフも増え、あっというまにCBELは追い越されてしまった。現在では、シンガポールのセンター（CBmE: Centre for Biomedical Ethics）は、アジア最大規模の拠点に成長したのである。

その後、日本で申請していた、グローバルCOEプログラム「次世代型生命・医療倫理の教育研究拠点創成」が採択された。わたしはこのとき、国際ネットワークを作るという構想と野心をもっていた。グローバルCOEプログラム「次世代型生命・医療倫理の教育研究拠点創成」の国際ネットワーク構想はいくつかの困難を乗り越えて無事に実現し、CBELとシンガポールCBmEとの交流が始まった。キャンベル先生の序文にもあるGABEX（Global Alliance of Biomedical Ethics Centers）プロジェクトである。年1回の顔を合わせての会議、頻繁なTV会議、研究者の交流など、欧米の拠点と比べて同じアジアであったことから非常に連携がスムーズに進んだ。TV会議システムを用いてシンガポール、タイ、日本をつなげて国際授業も行った。

国際授業でわたしが講義したときに、キャンベル先生がされた質問を今でも覚えている。「これまで世界的に見て、アジアは生命・医療倫理学の領域に発言が少なく、あまり影響力が高くないのはなぜですか」というものであった。

わたしは、答えに窮したが、「発祥が欧米であり、タイムラグがあることは否めない。ただ現在はグローバル・バイオエシックスの流れの中で、世界的な対話が進みつつあると考えている。まずはアジア地域の対話をさらに促進しないといけないと思っている」というような返事をしたのを覚えている。

GABEX プロジェクトでの成果は、オックスフォード大学出版から公刊された *The Future of Bioethics: International Dialogues*（ed. by Akira Akabayashi, Oxford Univesity Press, 2014）に集約されている。東西の対話が進化してきていることを示した貴重な業績であると考える。

さて、わたしもシンガポール大学にあっという間に追い越されてただ黙っているわけにはいかない。シンガポール CBmE には入り口に看板があるのだが、それが立派であった。ただ図書館（リファレンスセンター）はまだ充実していなかった。そこで、わたしは、看板だけは負けてはいけないと思い、CBEL にもシンガポール CBmE の看板に匹敵する看板をつけた。そして何よりも誇れるのは（優っているのは）CBEL のリファレンスセンターで、これだけは、アジア最大級と言える。

キャンベル先生と奥様のサリーさんとは懇意にしていただいたが、1 つエピソードを紹介しよう。キャンベル先生が会議で日本に来られたとき、ホテルでは衛星中継が見られるかと尋ねられた。実は、キャンベル先生はラグビー（オールブラックス）の熱狂的ファンで、ちょうど会議の時にワールドカップと重なってしまったらしい。わたしは相撲の熱狂的なファンだと言うと、倫理学者はアームチェアに座っているだけでなく、体と体がぶつかり合うスポーツ観戦でストレスを発散することが必要だね、わたしと同類だよ、と言われて、何かそういうものかと納得したことがあった。

2016 年の今になって振り返ってみると、わたしは、シンガポール大学医学部長の打診があったときシンガポールに赴任しなくてよかったのかもしれない。キャンベル先生にかなうはずがないからである。ただ、キャンベル先生のおかげで、アジアの生命・医療倫理の拠点間の強い連携ができたし、切磋琢磨できたし、日本がグローバル・バイオエシックスに果たす役割も少しずつだが見えてきた。キャンベル先生は、わたしにとって父のような存在であった。今後はキャンベル先生から習ったことを大切に、日本、アジア、そしてグローバルな生命・医療倫理の在り方を考えていきたいと思う。キャンベル先生には引き続き、ご健康で我々を指導していただきたいと思っている。

最後に、翻訳作業が遅延に遅延を重ねてしまったが、何とか上梓にまで辿り着くことができたのはひとえに勁草書房の土井美智子氏のおかげである。また、勁草書房の山田政弘氏にもお世話になった。心から感謝申し上げたい。本書の数章の訳出に関しては、東京大学大学院医学系研究科医療倫理学分野のスタッフ・大学院生からの助言をいただいた。特に及川正範氏には参考文献の整理などでご尽力いただいた。京都大学の児玉聡氏には本書の翻訳作業を進めるにあたっていろいろとご助言いただいた。記して感謝の言葉としたい。

訳者を代表して　赤林　朗

人名索引

事項索引

ア　行

カ　行

サ　行

マ　行

ヤ　行

ラ　行

ワ　行

著者略歴

アラステア・V・キャンベル（Alastair V. Campbell）

1938年にスコットランドで生まれる。エディンバラ大学で哲学と神学を学び、同大学生命倫理研究センター長、イングランドのブリストル大学医学部教授および同大学医学部医療倫理センター長などを経て、シンガポール国立大学医療倫理学名誉教授。*Journal of Medical Ethics* 初代編集長、国際生命倫理学会会長、英国医療倫理研究所名誉副所長などの要職も歴任。主著は本書のほか、『医の倫理』（紀伊國屋書店、1978年）、*Health As Liberation* (Pilgrim Press, 1995), *Medical Ethics* 4th ed.（共著、Oxford University Press, 2005), *The Body in Bioethics* (Routledge-Cavendish, 2009) など多数。

訳者略歴

山本圭一郎（やまもと　けいいちろう）

国立国際医療研究センター臨床研究統括部 部長。著書に『相談事例から考える研究倫理コンサルテーション』（共編著、医歯薬出版、2022年）、『医学研究・臨床試験の倫理 わが国の事例に学ぶ』（分担執筆、日本評論社、2018年）、『入門・医療倫理Ｉ〔改訂版〕』（分担執筆、勁草書房、2017年）ほか。

中澤栄輔（なかざわ　えいすけ）

東京大学大学院医学系研究科講師。著書に『脳神経倫理学の展望』（共著、勁草書房、2008年）、『脳神経科学リテラシー』（共著、勁草書房、2010年）ほか。

瀧本禎之（たきもと　よしゆき）

東京大学大学院医学系研究科准教授。著書に『ケースブック患者相談』（編著、医学書院、2010年）、『シリーズ生命倫理学第13巻　臨床倫理』（共著、丸善、2011年）ほか。

赤林朗（あかばやし　あきら）

東京大学名誉教授、Research Professor, New York University School of Medicine。著書に *The Future of Bioethics*（編著、Oxford University Press、2014年）、『入門・医療倫理Ｉ～Ⅲ』（編著、勁草書房、2005～2017年）ほか。

生命倫理学とは何か　入門から最先端へ

2016年 9月10日　第1版第1刷発行
2024年 3月20日　第1版第3刷発行

著　者　アラステア・V・キャンベル
訳　者　山本圭一郎・中澤栄輔
　　　　瀧本禎之・赤林　朗
発行者　井　村　寿　人

発行所　株式会社　勁（けい）　草（そう）　書　房
112-0005 東京都文京区水道2-1-1　振替 00150-2-175253
（編集）電話 03-3815-5277／FAX 03-3814-6968
（営業）電話 03-3814-6861／FAX 03-3814-6854
三秀舎・中永製本

ISBN978-4-326-10255-6　Printed in Japan

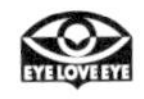

https://www.keisoshobo.co.jp